眼镜验光员

（第2版）

四 级

U0251498

编审委员会

主　　任　　张　岚　黄卫来

委　　员　　顾卫东　葛恒双　孙兴旺　葛　玮　李　晔

　　　　　　刘汉成

执行委员　　李　晔　瞿伟洁　夏　莹

中国劳动社会保障出版社

图书在版编目（CIP）数据

眼镜验光员：四级/人力资源和社会保障部教材办公室等组织编写. -- 2 版. -- 北京：中国劳动社会保障出版社，2017

（1＋X 职业技能鉴定考核指导手册）

ISBN 978-7-5167-3227-4

Ⅰ.①眼… Ⅱ.①人… Ⅲ.①眼镜检法-职业技能-鉴定-自学参考资料 Ⅳ.①R778.2

中国版本图书馆 CIP 数据核字（2017）第 248981 号

中国劳动社会保障出版社出版发行

（北京市惠新东街 1 号　邮政编码：100029）

*

三河市华骏印务包装有限公司印刷装订　新华书店经销

787 毫米×960 毫米　16 开本　10 印张　162 千字

2017 年 10 月第 2 版　2019 年 6 月第 2 次印刷

定价：23.00 元

读者服务部电话：(010)64929211/84209101/64921644

营销中心电话：(010)64962347

出版社网址：http://www.class.com.cn

改版说明

　　1＋X职业技能鉴定考核指导手册《眼镜验光员（四级）》自2009年出版以来深受从业人员的欢迎，在眼镜验光员（四级）职业资格鉴定、职业技能培训和岗位培训中发挥了很大的作用。

　　随着我国科技进步、产业结构调整、市场经济的不断发展，新的国家和行业标准的相继颁布和实施，对眼镜验光员（四级）的职业技能提出了新的要求。2015年上海市职业技能鉴定中心组织有关方面的专家和技术人员，对眼镜验光员（四级）的鉴定考核题库进行了提升，于2016年公布使用，并按照新的眼镜验光员（四级）职业技能鉴定考核题库对指导手册进行了改版，以便更好地为参加培训鉴定的学员和广大从业人员服务。

前　言

　　职业资格证书制度的推行，对广大劳动者系统地学习相关职业的知识和技能，提高就业能力、工作能力和职业转换能力有着重要的作用和意义，也为企业合理用工以及劳动者自主择业提供了依据。

　　随着我国科技进步、产业结构调整以及市场经济的不断发展，特别是加入世界贸易组织以后，各种新兴职业不断涌现，传统职业的知识和技术也愈来愈多地融进当代新知识、新技术、新工艺的内容。为适应新形势的发展，优化劳动力素质，上海市人力资源和社会保障局在提升职业标准、完善技能鉴定方面做了积极的探索和尝试，推出了1+X培训鉴定模式。1+X中的1代表国家职业标准，X是为适应经济发展的需要，对职业标准进行的提升，包括了对职业的部分知识和技能要求进行的扩充和更新。1+X的培训鉴定模式，得到了国家人力资源和社会保障部的肯定。

　　为配合开展的1+X培训与鉴定考核的需要，使广大职业培训鉴定领域专家以及参加职业培训鉴定的考生对考核内容和具体考核要求有一个全面的了解，人力资源和社会保障部教材办公室、中国就业培训技术指导中心上海分中心、上海市职业技能鉴定中心联合组织有关方面的专家、技术人员共同编写了《1+X职业技能鉴定考核指导手册》。该手册由"理论知识复习题""操作技能复习题"和"理论知识模拟试卷及操作技能模拟试卷"三大块内容组成，书中介绍了题库的命题依据、试卷结构和题型题量，同时从上海市1＋X鉴定题库中抽取部分理论知识题、操作技能试题和模拟样卷供考生参考和练习，便于考生能够有针对性地进行考前复习准备。今后我们会随着国家职业标准以及鉴定题库的提升，逐步对手册内容进行补充和完善。

本系列手册在编写过程中，得到了有关专家和技术人员的大力支持，在此一并表示感谢。

由于时间仓促，缺乏经验，如有不足之处，恳请各使用单位和个人提出宝贵意见和建议。

1＋X职业技能鉴定考核指导手册

编审委员会

目　录

CONTENTS　1＋X职业技能鉴定考核指导手册

眼镜验光员职业简介

一、职业名称

眼镜验光员。

二、职业定义

使用验光仪器及辅助设备对眼睛的视力、屈光状态和双眼视机能进行定量分析，开具矫正处方并指导使用者正确配戴眼镜的人员。

三、主要工作内容

从事的工作主要包括：（1）基础检查；（2）屈光检查；（3）验配角膜接触镜。

第1部分

眼镜验光员（四级）鉴定方案

一、鉴定方式

眼镜验光员（四级）的鉴定方式分为理论知识考试和操作技能考核。理论知识考试采用闭卷计算机机考方式，操作技能考核采用现场实际操作方式。理论知识考试和操作技能考核均实行百分制，成绩皆达 60 分及以上者为合格。理论知识考试或操作技能考核不合格者可按规定分别补考。

二、理论知识考试方案（考试时间 90 min）

题库参数 题型	考试方式	鉴定题量	分值（分/题）	配分（分）
判断题	闭卷机考	60	0.5	30
单项选择题		140	0.5	70
小　计	—	200	—	100

三、操作技能考核方案

考核项目表

职业（工种）名称			眼镜验光员		等级		四级		
职业代码									
序号	项目名称	单元编号	单元内容		考核方式	选考方法	考核时间（min）	配分（分）	
1	接待	1	球柱镜测量		操作	抽一	5	20	
		2	光透比和中和法检测		操作				
2	验光	1	眼表面检测		操作	抽一	5	10	
		2	单侧瞳距测量		操作				
		3	散光眼的屈光检查		操作	必考	5	20	
		4	球柱镜检影		操作	必考	10	30	
3	角膜接触镜的配戴	1	裂隙灯检测		操作	抽一	5	20	
		2	配后复查		操作				
合　计							30	100	
备注									

第2部分

鉴定要素细目表

序号	职业（工种）名称				眼镜验光员	等级	四级
	职业代码						
序号	鉴定点代码				鉴定点内容	备注	
	章	节	目	点			
	1				基础知识		
	1	1			眼科学		
	1	1	1		视路		
1	1	1	1	1	视神经的性质		
2	1	1	1	2	视路的组成		
3	1	1	1	3	视中枢的概念		
4	1	1	1	4	视觉反射通路		
	1	1	2		影响视觉的眼病		
5	1	1	2	1	视网膜中央静脉栓塞		
6	1	1	2	2	视网膜中央动脉栓塞		
7	1	1	2	3	视神经炎		
8	1	1	2	4	视神经萎缩		
9	1	1	2	5	开角性青光眼		
10	1	1	2	6	闭角性青光眼		
	1	2			光学		
	1	2	1		光的度量		
11	1	2	1	1	光的传播速度		
12	1	2	1	2	光能量的计算		

续表

序号	职业（工种）名称				眼镜验光员	等级	四级
	职业代码						
序号	鉴定点代码				鉴 定 点 内 容	备注	
	章	节	目	点			
13	1	2	1	3	光的度量单位		
14	1	2	1	4	光照度的概念		
15	1	2	1	5	光亮度的概念		
	1	2	2		矫正眼镜的基本原理		
16	1	2	2	1	眼的黄斑中心凹与眼的调节远点共轭		
17	1	2	2	2	眼镜透镜的焦点与眼的调节远点重合		
18	1	2	2	3	平行光线在眼的黄斑中心凹聚焦过程		
19	1	2	2	4	眼镜透镜的光轴和眼的主轴		
20	1	2	2	5	眼的远点球面		
	1	2	3		球镜的基本原理		
21	1	2	3	1	透镜的概念		
22	1	2	3	2	几何中心和主光轴		
23	1	2	3	3	顶点和曲率半径		
24	1	2	3	4	次光轴和结点		
25	1	2	3	5	光学中心		
26	1	2	3	6	主焦点		
27	1	2	3	7	焦距的作用及概念		
28	1	2	3	8	透镜的焦度		
29	1	2	3	9	影响球面透镜焦力的因素		
30	1	2	3	10	空气中薄球面透镜焦力的计算		
31	1	2	3	11	共轭焦点		
32	1	2	3	12	球面透镜焦度对于共轭焦点位置的影响		
33	1	2	3	13	凸透镜成像		
34	1	2	3	14	凹透镜成像		
	1	2	4		柱镜的基本原理		
35	1	2	4	1	圆柱透镜的结构		
36	1	2	4	2	圆柱透镜的分类		

续表

职业（工种）名称				眼镜验光员	等级	四级
职业代码						

序号	鉴定点代码				鉴 定 点 内 容	备注
	章	节	目	点		
37	1	2	4	3	圆柱透镜的光学特性	
38	1	2	4	4	球面圆柱透镜	
39	1	2	4	5	史氏光锥	
	1	2	5		透镜联合的基本原理	
40	1	2	5	1	球面透镜的联合	
41	1	2	5	2	同轴位圆柱透镜的联合	
42	1	2	5	3	轴位互相垂直的圆柱透镜联合	
43	1	2	5	4	同轴位球柱透镜联合	
44	1	2	5	5	轴位互相垂直的球柱透镜联合	
45	1	2	5	6	透镜的光学恒等变换	
46	1	2	5	7	中和法对成镜定性定量	
47	1	2	5	8	用焦度计对成镜定性定量	
	1	2	6		镜眼距	
48	1	2	6	1	镜眼距的等效分析	
49	1	2	6	2	镜眼距和主点移位	
50	1	2	6	3	眼镜的调节变量	
	1	2	7		眼镜的放大作用	
51	1	2	7	1	球面透镜的物像关系	
52	1	2	7	2	视网膜影像的定量	
53	1	2	7	3	眼镜的放大倍率	
54	1	2	7	4	眼镜的相对放大倍率	
55	1	2	7	5	散光眼镜的视物变形	
	1	2	8		眼镜的曲率和厚度	
56	1	2	8	1	眼镜的曲率和测量方法	
57	1	2	8	2	眼镜的厚度和测量方法	
	1	2	9		眼镜棱镜	
58	1	2	9	1	棱镜的组合与分解	

职业（工种）名称				眼镜验光员	等级	四级
职业代码						

序号	鉴定点代码				鉴 定 点 内 容	备注
	章	节	目	点		
59	1	2	9	2	球面透镜的棱镜效应	
60	1	2	9	3	球柱面透镜的棱镜效应	
61	1	2	9	4	眼镜的棱镜效应现象	
62	1	2	9	5	眼镜的偏心和眼的回转角度	
	1	2	10		透镜色像差的基本原理	
63	1	2	10	1	色像差	
64	1	2	10	2	纵向色差的定量分析	
65	1	2	10	3	横向色差的定量分析	
66	1	2	10	4	视敏度与横向色差	
67	1	2	10	5	单色像差	
68	1	2	10	6	球差	
69	1	2	10	7	彗差	
70	1	2	10	8	像散	
71	1	2	10	9	场曲	
72	1	2	10	10	畸变	
	1	2	11		透镜的片形设计	
73	1	2	11	1	像差的分析	
74	1	2	11	2	消除像差的措施	
75	1	2	11	3	佩兹伐消像差设计	
76	1	2	11	4	最佳面弯设计	
77	1	2	11	5	基曲与从曲	
78	1	2	11	6	切尔宁椭圆的定义	
79	1	2	11	7	切尔宁椭圆的用法	
80	1	2	11	8	像散与市场角	
81	1	2	11	9	镜片的基曲形态与像散	
82	1	2	11	10	镜片的基曲形态与折射率	
83	1	2	11	11	老视眼镜基曲选择	

续表

职业（工种）名称					眼镜验光员	等级	四级
职业代码							
序号	鉴定点代码				鉴 定 点 内 容		备注
	章	节	目	点			
84	1	2	11	12	眼镜透镜的非球面设计		
85	1	2	11	13	眼镜双面的曲度调配		
86	1	2	11	14	基曲对镜片光学质量的影响		
	1	2	12		特殊类型的眼镜		
87	1	2	12	1	双焦眼镜和三焦眼镜		
88	1	2	12	2	渐变多焦眼镜		
89	1	2	12	3	等像眼镜		
90	1	2	12	4	菲涅耳透镜及棱镜		
91	1	2	12	5	非球面透镜		
	1	3			眼屈光学		
	1	3	1		眼的生理性光学缺陷		
92	1	3	1	1	眼的几何像差		
93	1	3	1	2	眼的波前像差		
94	1	3	1	3	双色试验法的原理		
	1	3	2		屈光参差		
95	1	3	2	1	屈光参差的成因分类		
96	1	3	2	2	屈光参差的屈光和临床表现		
97	1	3	2	3	屈光参差的矫正原则		
	1	3	3		老视眼		
98	1	3	3	1	年龄相关性调节变化		
99	1	3	3	2	老视眼的临床表现		
100	1	3	3	3	老视眼的矫正原则		
	1	4			调节与聚散		
	1	4	1		眼的调节		
101	1	4	1	1	调节的机理		
102	1	4	1	2	调节范围和调节幅度		
103	1	4	1	3	调节的联动		

续表

职业（工种）名称				眼镜验光员	等级	四级
职业代码						
序号	鉴定点代码				鉴定点内容	备注
	章	节	目	点		
104	1	4	1	4	调节的定量	
105	1	4	1	5	调节与眼静态屈光状态的关系	
106	1	4	1	6	调节功能异常	
	1	4	2		眼的聚散	
107	1	4	2	1	聚散的机理	
108	1	4	2	2	聚散范围和聚散幅度	
109	1	4	2	3	聚散的定量	
110	1	4	2	4	调节、集合与屈光状态的关系	
111	1	4	2	5	聚散功能异常	
112	1	4	2	6	调节性集合	
	2				基础检查	
	2	1			角膜接触镜配前检查	
	2	1	1		裂隙灯显微镜	
113	2	1	1	1	裂隙灯显微镜的基本结构	
114	2	1	1	2	裂隙灯显微镜的照明系统	
115	2	1	1	3	裂隙灯显微镜的观察系统	
116	2	1	1	4	裂隙灯显微镜的工作原理	
	2	1	2		裂隙灯显微镜常用检查方法	
117	2	1	2	1	裂隙灯显微镜的预前调试	
118	2	1	2	2	裂隙灯显微镜的工作要领	
119	2	1	2	3	弥散投照法检查的方法及检测目的	
120	2	1	2	4	直接投照法检查的方法及检测目的	
121	2	1	2	5	滤光投照法检查的方法及检测目的	
	2	2			眼部检查	
	2	2	1		眼部常规检测	
122	2	2	1	1	眼外观检测	
123	2	2	1	2	眼睑检测	

续表

职业（工种）名称				眼镜验光员	等级	四级
职业代码						
序号	鉴定点代码				鉴定点内容	备注
	章	节	目	点		
124	2	2	1	3	泪器泪液	
125	2	2	1	4	球结膜检测	
126	2	2	1	5	睑结膜检测	
127	2	2	1	6	角膜检测	
128	2	2	1	7	前房及房水检测	
129	2	2	1	8	虹膜及瞳孔定义	
130	2	2	1	9	晶状体检测	
	2	2	2		泪液的检查	
131	2	2	2	1	泪器的解剖生理和异常	
132	2	2	2	2	泪液的分层和生理	
133	2	2	2	3	泪液分泌和排泄	
134	2	2	2	4	泪液异常对配戴角膜接触镜的影响	
135	2	2	2	5	泪液破裂时间的检测操作步骤	
	2	2	3		角膜的检查	
136	2	2	3	1	角膜的形态	
137	2	2	3	2	角膜的分层	
138	2	2	3	3	角膜的透明性	
139	2	2	3	4	角膜的屈光性	
140	2	2	3	5	角膜的敏感性	
141	2	2	3	6	角膜的损伤和修复	
	2	2	4		角膜曲率仪	
142	2	2	4	1	角膜曲率仪的结构	
143	2	2	4	2	角膜曲率仪的工作原理	
144	2	2	4	3	角膜曲率仪的操作步骤	
145	2	2	4	4	角膜曲率仪操作注意事项	
	2	2	5		角膜接触镜的主要禁忌证	
146	2	2	5	1	眼部禁忌证	

职业（工种）名称				眼镜验光员	等级	四级
职业代码						
序号	鉴定点代码				鉴定点内容	备注
	章	节	目	点		
147	2	2	5	2	全身禁忌证	
148	2	2	5	3	其他禁忌证	
	3				屈光检查	
	3	1			客观验光	
	3	1	1		睫状肌麻痹检影验光	
149	3	1	1	1	常用睫状肌麻痹剂	
150	3	1	1	2	应用睫状肌麻痹剂后出现的正常反应	
151	3	1	1	3	决定是否需要用睫状肌麻痹剂验光	
152	3	1	1	4	睫状肌麻痹检影验光的评价	
	3	1	2		散光眼的常态检影验光	
153	3	1	2	1	带状光检影镜的结构和工作原理	
154	3	1	2	2	带状光检影镜的结构和操作要点	
155	3	1	2	3	散光眼检影验光的基本步骤	
156	3	1	2	4	初步中和的原理和方法	
157	3	1	2	5	判断散光轴位	
158	3	1	2	6	判断球镜焦度	
159	3	1	2	7	判断柱镜焦度	
160	3	1	2	8	根据检影结果确定验光处方	
	3	1	3		复杂反射光的成因及解决方法	
161	3	1	3	1	中央和周边的影动不一致	
162	3	1	3	2	瞳孔区两条平行光带向相反方向运动	
163	3	1	3	3	瞳孔区两条光带剪动	
	3	1	4		工作透镜的使用	
164	3	1	4	1	工作透镜的工作原理	
165	3	1	4	2	工作透镜的实际应用方法	
	3	2			主观验光	
	3	2	1		散光盘视标检测	

续表

序号	鉴定点代码				鉴定点内容	备注
	章	节	目	点		

职业（工种）名称			眼镜验光员		等级	四级
职业代码						

序号	章	节	目	点	鉴定点内容	备注
166	3	2	1	1	散光眼的定义	
167	3	2	1	2	规则性散光眼的屈光特点	
168	3	2	1	3	焦线的成因	
169	3	2	1	4	散光盘视标检测	
170	3	2	1	5	根据清晰标线向判定柱镜试片的轴向	
171	3	2	1	6	散光盘视标检测的基础试片状态	
172	3	2	1	7	斜向散光眼轴向的定位原则	
173	3	2	1	8	多条清晰标线向的轴向定位原则	
	3	2	2		裂隙片检测	
174	3	2	2	1	裂隙片检测的基本原理	
175	3	2	2	2	裂隙片柱镜子午线的方法	
176	3	2	2	3	裂隙片判定球镜焦度的方法	
177	3	2	2	4	裂隙片柱镜焦度的方法	
	3	2	3		交叉圆柱透镜	
178	3	2	3	1	双合式交叉柱镜的结构特性	
179	3	2	3	2	交叉圆柱透镜的焦力分析	
180	3	2	3	3	交叉圆柱透镜基本检测程序	
181	3	2	3	4	交叉圆柱透镜基本试片状态	
	3	2	4		交叉圆柱镜精调柱镜试片的轴向	
182	3	2	4	1	柱镜试片轴向正确的分析	
183	3	2	4	2	柱镜试片轴向有误的分析	
184	3	2	4	3	柱镜试片轴向的调整量值的分析	
	3	2	5		交叉柱镜精调柱镜试片的焦度	
185	3	2	5	1	判断柱镜试片焦度误矫的存在	
186	3	2	5	2	柱镜试片焦度误矫的定量分析	
187	3	2	5	3	柱镜试片焦度误矫的定性	
188	3	2	5	4	柱镜试片焦度过矫 0.50 D 的调整方法	

职业（工种）名称				眼镜验光员	等级	四级
职业代码						
序号	鉴定点代码				鉴定点内容	备注
	章	节	目	点		
189	3	2	5	5	柱镜试片焦度欠矫 0.50 D 的调整方法	
190	3	2	5	6	柱镜试片焦度过矫 0.25 D 的调整方法	
191	3	2	5	7	柱镜试片焦度欠矫 0.25 D 的调整方法	
	3	2	6		屈光参差的验光	
192	3	2	6	1	屈光参差的病因	
193	3	2	6	2	屈光参差的分类	
194	3	2	6	3	屈光参差的屈光状态	
195	3	2	6	4	屈光参差的临床表现	
196	3	2	6	5	屈光参差的处方原则	
197	3	2	6	6	屈光参差的矫正方法选择	
	3	3			眼镜检测	
	3	3	1		顶焦度计检测眼镜的后顶焦度	
198	3	3	1	1	顶焦度计的聚焦及观察系统结构	
199	3	3	1	2	顶焦度计的聚焦及观察系统的工作原理	
200	3	3	1	3	顶焦度计的定位系统及测试屏结构	
201	3	3	1	4	顶焦度计的检测原理	
202	3	3	1	5	手动顶焦度计的测试程序	
203	3	3	1	6	自动顶焦度计的测试程序	
	3	3	2		后顶焦度相关的眼镜国家标准	
204	3	3	2	1	《配装眼镜》（GB 13511）	
205	3	3	2	2	《眼镜镜片》（GB 10810）	
206	3	3	2	3	《眼科光学　接触镜》（GB 11417）	
	3	3	3		顶焦度计检测透镜的棱镜度	
207	3	3	3	1	棱镜的定义及结构	
208	3	3	3	2	棱镜的定量	
209	3	3	3	3	设计棱镜度为零的单光镜片棱镜的定量	
210	3	3	3	4	含有棱镜设计的镜片棱镜的定量	

续表

职业（工种）名称				眼镜验光员	等级	四级
职业代码						
序号	鉴定点代码				鉴定点内容	备注
	章	节	目	点		
211	3	3	3	5	棱镜度相关的眼镜国家标准	
	4				验配角膜接触镜	
	4	1			影响软性角膜接触镜配适的因素	
	4	1	1		软性角膜接触镜材料的理化特性	
212	4	1	1	1	软性角膜接触镜材料的透光率	
213	4	1	1	2	软性角膜接触镜材料的折射率	
214	4	1	1	3	软性角膜接触镜材料的强度	
215	4	1	1	4	软性角膜接触镜材料的弹性模量	
216	4	1	1	5	软性角膜接触镜材料的可塑性	
217	4	1	1	6	软性角膜接触镜材料的密度	
218	4	1	1	7	软性角膜接触镜材料的亲水性	
219	4	1	1	8	软性角膜接触镜材料的湿润性	
220	4	1	1	9	软性角膜接触镜材料的极性	
221	4	1	1	10	软性角膜接触镜材料的透氧性	
	4	1	2		软性角膜接触镜材料种类	
222	4	1	2	1	水凝胶材料	
223	4	1	2	2	水凝胶混合材料	
224	4	1	2	3	配戴角膜接触镜的禁忌证	
225	4	1	2	4	材料特性	
226	4	1	2	5	FDA（美国食品药品监督管理局）材料分类法则	
	4	1	3		软性角膜接触镜的设计属性	
227	4	1	3	1	软性角膜接触镜设计概述	
228	4	1	3	2	软性角膜接触镜材料的内曲面形态	
229	4	1	3	3	软性角膜接触镜材料的中央光学区	
230	4	1	3	4	软性角膜接触镜材料的总直径	
231	4	1	3	5	软性角膜接触镜材料的基弧	
232	4	1	3	6	软性角膜接触镜材料的矢深	

职业（工种）名称				眼镜验光员	等级	四级
职业代码						
序号	鉴定点代码				鉴定点内容	备注
	章	节	目	点		
233	4	1	3	7	软性角膜接触镜材料的周边弧	
234	4	1	3	8	软性角膜接触镜材料的外曲面形态	
235	4	1	3	9	软性角膜接触镜材料的屈光度	
236	4	1	3	10	软性角膜接触镜材料的厚度	
237	4	1	3	11	软性角膜接触镜材料的边缘	
238	4	1	3	12	影响镜片设计的因素	
	4	1	4		软性角膜接触镜的加工工艺	
239	4	1	4	1	软性角膜接触镜材料的旋转成形工艺	
240	4	1	4	2	软性角膜接触镜材料的切削成形工艺	
241	4	1	4	3	软性角膜接触镜材料的铸模成形工艺	
242	4	1	4	4	软性角膜接触镜材料的综合成形工艺	
243	4	1	4	5	软性角膜接触镜材料的后期工艺	
	4	2			软性角膜接触镜配适的评估	
	4	2	1		软性角膜接触镜配适项目	
244	4	2	1	1	软性角膜接触镜的覆盖度	
245	4	2	1	2	软性角膜接触镜的中心定位	
246	4	2	1	3	软性角膜接触镜的移动度	
247	4	2	1	4	软性角膜接触镜的松紧度	
248	4	2	1	5	软性角膜接触镜的下垂度	
249	4	2	1	6	软性角膜接触镜的舒适度	
	4	2	2		软性角膜接触镜的力学效应与配适	
250	4	2	2	1	眼睑力	
251	4	2	2	2	泪液负压力	
252	4	2	2	3	泪液流力	
253	4	2	2	4	镜片应力	
	4	3			软性角膜接触镜的光学属性与片上验光	
	4	3	1		软性角膜接触镜的光学属性	

职业（工种）名称				眼镜验光员	等级	四级
职业代码						
序号	鉴定点代码				鉴定点内容	备注
	章	节	目	点		
254	4	3	1	1	屈光学	
255	4	3	1	2	外曲面的曲率	
256	4	3	1	3	泪液透镜	
257	4	3	1	4	放大倍率	
258	4	3	1	5	顶点焦度换算的原理	
259	4	3	1	6	视近调节	
260	4	3	1	7	矫正散光的光学原理	
261	4	3	1	8	视野的范围	
262	4	3	1	9	影像反射	
263	4	3	1	10	眼位回旋	
	4	3	2		片上验光	
264	4	3	2	1	片上验光的基础试片	
265	4	3	2	2	片上验光的要领	
	4	4			软性角膜接触镜的配后复查	
	4	4	1		软性角膜接触镜配戴质量的评估	
266	4	4	1	1	一般项目复查	
267	4	4	1	2	镜片的复查	
268	4	4	1	3	眼部的复查	
269	4	4	1	4	视力和配适的复查	
	4	4	2		处理角膜接触镜的配戴后投诉	
270	4	4	2	1	远视力模糊	
271	4	4	2	2	近视力模糊	
272	4	4	2	3	波动性视力模糊	
273	4	4	2	4	复视	
274	4	4	2	5	配戴后数日不适	
275	4	4	2	6	突发性眼痛	
276	4	4	2	7	一戴镜片立即不适	

职业（工种）名称				眼镜验光员	等级	四级
职业代码						
序号	鉴定点代码				鉴定点内容	备注
	章	节	目	点		
277	4	4	2	8	异物感	
278	4	4	2	9	痒感	
279	4	4	2	10	干燥感	
280	4	4	2	11	烧灼感	
281	4	4	2	12	畏光	
282	4	4	2	13	镜片遗失	
283	4	4	2	14	镜片破裂	
284	4	4	2	15	沉淀物	
285	4	4	2	16	镜片变形	
	4	5			软性角膜接触镜的护理	
	4	5	1		除蛋白酶制剂的用法	
286	4	5	1	1	除蛋白酶制剂的用途	
287	4	5	1	2	除蛋白酶制剂的适应证	
288	4	5	1	3	主要成分和分类特性	
289	4	5	1	4	蛋白质变性的机理	
290	4	5	1	5	酶制剂的分解作用	
291	4	5	1	6	酶制剂的稳定性	
292	4	5	1	7	酶制剂的相容性	
	4	5	2		润眼液的用法	
293	4	5	2	1	用途和适应证	
294	4	5	2	2	主要成分和分类特性	
295	4	5	2	3	镜片沉淀物的成因	
296	4	5	2	4	润眼液的作用机理	
297	4	5	2	5	润眼液的效能评估	
298	4	5	2	6	润眼液的副反应	
	4	5	3		软性角膜接触镜清洁器的用法	
299	4	5	3	1	机械波清洁器	
300	4	5	3	2	超声波清洁器	

第 3 部分

理论知识复习题

◆◇◆◇◆◇◆◇◆◇◆◇◆◇
基础知识
◇◆◇◆◇◆◇◆◇◆◇◆◇◆

一、判断题（将判断结果填入括号中。正确的填"√"，错误的填"×"）

1. 视神经是由视网膜神经细胞发出的轴突汇聚成束后，穿过巩膜筛板形成的，损伤后不可以再生。 （　　）

2. 视路是指视觉纤维由视网膜光感受器起到大脑皮质视觉中枢的全部视觉神经冲动传导路径。 （　　）

3. 视网膜视觉细胞受到光刺激变成神经冲动，通过视路传导至视觉中枢产生视觉。 （　　）

4. 瞳孔反射的径路主要包括直接、间接对光反射及调节和辐辏反射。 （　　）

5. 影响视觉的眼病有视力下降、视网膜中央静脉栓塞、玻璃体混浊等。 （　　）

6. 视网膜中央静脉栓塞多发生于孕妇。 （　　）

7. 视神经乳头炎的临床表现为视力急剧下降，眼底检查可见视神经乳头充血、边界模糊等表现。 （　　）

8. 视神经萎缩的表现为：旁中心视力下降、视野检查有特征性的暗点、视觉电生理检查明显异常。 （　　）

9. 青光眼是一组以眼压升高、视神经损害和视野缺损为表现的疾病的总称。 （　　）

10. 青光眼主要表现为进行性视功能损害，且损害具有不可逆性的特点。 （　　）

11. 光由交流电磁波构成，无线电波、X 射线等均是与光波性质相同的电磁波。（　　）

12. 发光过程是连续的波动过程，是连续的光子辐射。（　　）

13. 被照界面的反光的单位强度，称为 1 朗巴。（　　）

14. 照度与投照距离平方的倒数负相关。（　　）

15. 1 cm² 界面反射出的光通量为 1 流明，亮度称为 1 尼特。（　　）

16. 眼的黄斑中心凹与眼的调节近点共轭。（　　）

17. 眼镜透镜的焦点与眼的调节远点重合。（　　）

18. 平行光线透射适度的眼镜在调节静态眼的黄斑中心凹聚焦。（　　）

19. 眼的主线与眼的赤道平面的垂线 X 轴重合时称为原在位。（　　）

20. 以旋转中心为球心，以远点距离为半径所围成的轨迹，称为远点球面。（　　）

21. 所有的透镜都是两个弧面夹透明介质。（　　）

22. 光线入射球面透镜的后球心点，称为球面的后顶点。（　　）

23. 入射球面的曲率半径称为后曲率半径。（　　）

24. 光线取任意斜向入射厚球面透镜时，光线移位后仍取原方向前进。（　　）

25. 次光轴与主光轴的交点称为光学中心。（　　）

26. 球面透镜有一个唯一的主焦点。（　　）

27. 球面透镜右侧的焦距为负值，左侧的焦距为正值。（　　）

28. 凹透镜的焦度表示透镜对光线有散开力焦量，量值用"－"表示，符号取决于透镜的形态。（　　）

29. 影响球镜焦力的因素应不包括透镜前后介质的折射率。（　　）

30. 前曲率半径为 370 mm，后曲率半径为 155 mm，为正透镜。（　　）

31. 共轭焦点位于球面透镜两侧或一侧。（　　）

32. 共轭焦点与球面透镜的距离与球面透镜的焦度正相关。（　　）

33. 物体位于凸透镜第一主焦点上，不能成像。（　　）

34. 物体位于凹透镜任何位置，像位于物体的同侧，为缩小、倒立的虚像。（　　）

35. 圆柱体的几何中心线的平行线称为主截面。（　　）

36. 可在圆柱上截取的透镜，称为凸圆柱透镜。（　　）

37. 平行光线的焦线比柱镜的轴长，发光点的焦线与柱镜的轴等长。（　　）

38. 球面圆柱透镜为球面透镜和圆柱透镜的联合透镜。（　　）

39. 最小弥散圈位于史氏光锥两焦线中点。（　　）

40. 球面透镜联合值为各透镜焦度的代数和。（　　）

41. 同轴位圆柱透镜联合值为各透镜同轴位焦度的代数和。（　　）

42. 两个轴位互相垂直的圆柱透镜可以联合成为一个球柱透镜。（　　）

43. 同轴位球柱透镜联合值为各联合透镜两个主子午线焦度的代数和。（　　）

44. 轴位互相垂直的球柱透镜联合值为各联合透镜同轴位焦度的代数和。（　　）

45. 进行球柱透镜光学恒等变换的原则之一为新柱镜焦度＝原柱镜焦度值，改换符号。（　　）

46. 将－5.00 D 球面透镜叠加在被测透镜上，左右移动镜片，镜内标线不随着镜片移动，证实透镜水平向焦力为－5.00 D。（　　）

47. 用手动焦度计检测成镜镜片，清晰光标所指焦力小的方向是轴位方向。（　　）

48. 正透镜的镜眼距与有效焦度呈负相关。（　　）

49. 注视框架镜片光轴之外目标，注视眼随之调整眼位，凹透镜眼位旋转角度向心。（　　）

50. 远视眼戴远用眼镜注视近目标，所用调节较正视眼减少。（　　）

51. 高斯公式中的像距是指像方主点至像点位置的距离。（　　）

52. 外界目标在视网膜上形成倒立缩小的实像，在发育过程中通过直接感觉纠正为正像。（　　）

53. 屈光不正眼矫正后，远目标所成视网膜像的大小与未矫正前视网膜像大小之比称为眼镜放大倍率。（　　）

54. 眼镜的相对放大倍率为屈光不正经矫正后，远方物体在其视网膜上形成清晰影像大小与标准的正视眼成像大小的比较。（　　）

55. 球柱面镜片前表面两个主子午线面焦度不等，所以放大倍率不等。（　　）

56. 焦度表测得折射率为 1.69 的镜片的前折射面光焦度为＋6.00 D，则实际焦度为＋6.60 D。（　　）

57. 眼镜镜片的厚度是在满足镜片的顶焦度的前提下达到一定机械强度要求的必要参数。　　　　　　　　　　　　　　　　　　　　　　　　　　　（　　）

58. 左眼 BU（基底向上）$3^\triangle$ 与 BO（基底颞侧）$3^\triangle$ 合成后，新棱镜底向为 45°。（　　）

59. 移心棱镜的形成实质上是依靠移动透镜的光学中心，使眼镜透镜的光学中心与视线点分离。　　　　　　　　　　　　　　　　　　　　　　　　　　（　　）

60. 若眼镜透镜的处方含有柱镜，轴位在 180° 或 90° 子午线方向，首先分析配戴眼棱镜需求的底向子午线是否受柱镜焦力的影响。　　　　　　　　　　　　（　　）

61. 水平方向棱镜效应常能被容忍，是因为可用头的转动代替眼位转动减轻棱镜效应带来的不适。　　　　　　　　　　　　　　　　　　　　　　　　　　（　　）

62. 镜片偏心距导致的眼位回旋角并不简单地等于偏心点光线的偏向角。（　　）

63. 镜片材料的折射率标称值实为红色光的折射率。　　　　　　　　　（　　）

64. 纵向色差与阿贝数负相关。　　　　　　　　　　　　　　　　　　（　　）

65. 纵向色差定量的单位为棱镜度。　　　　　　　　　　　　　　　　（　　）

66. 增加镜眼距能减少透镜的横向色差，增加透镜的视敏度。　　　　　（　　）

67. 畸变是一种不同波长的棱镜差异。　　　　　　　　　　　　　　　（　　）

68. 小孔视力好，证实近视过矫。　　　　　　　　　　　　　　　　　（　　）

69. 彗差所形成的垂直像与水平像互相分离。　　　　　　　　　　　　（　　）

70. 由于光线对切线面与弧矢面的波长不同产生了不同的焦力。　　　　（　　）

71. 垂直于光轴的目标物呈清晰弯曲像，形似碗状，称为场曲。　　　　（　　）

72. 负透镜中心像至周边像按正放大比率递增，形成枕垫状畸变。　　　（　　）

73. 在设计制作镜片时，必须克服镜片的球差和彗差。　　　　　　　　（　　）

74. 在消除像差的措施中，需要控制镜片的折射率具备自由度。　　　　（　　）

75. 来自外界光线的像点组成了眼的远点球面。　　　　　　　　　　　（　　）

76. 调整透镜前后曲面焦度的不同组合，可以控制透镜的斜向彗差。　　（　　）

77. 复性散光透镜，通常采用后负环曲面设计，是因为凹环曲面视像质较好。（　　）

78. 将透镜的总焦度与从曲面焦度的最佳组合列为方程式，方程式解的轨迹为椭圆。
　　　　　　　　　　　　　　　　　　　　　　　　　　　　　　　　（　　）

79. Tscherning（车尔宁）椭圆分为上下两枝，上枝为深曲度镜片，下枝为浅曲度镜片。 （   ）

80. Tscherning 椭圆所提示的透镜面弯最佳组合方案，可满足视场角 40° 以内保持消像散效果。 （   ）

81. 为了兼顾片型美观和消像散，透镜总焦度为 −5.25 D 至 −10.00 D，片形基曲常规设计为 +3.00 D。 （   ）

82. 不同折射率所适用的 Tscherning 椭圆不同。 （   ）

二、单项选择题（选择一个正确的答案，将相应的字母填入题内的括号中）

1. 视神经的长度约为（   ）mm。

　　A. 30　　　　　　　B. 40　　　　　　　C. 50　　　　　　　D. 60

2. 视神经按照部位可分为眶内段、（   ）、管内段、颅内段。

　　A. 眼内段　　　　　B. 细胞体　　　　　C. 外段　　　　　　D. 细胞突

3. 视路包括视神经、视交叉、（   ）、外侧膝状体、视放射和视皮质。

　　A. 脉络膜　　　　　B. 玻璃体　　　　　C. 视束　　　　　　D. 晶状体

4. 视神经是由视网膜神经节细胞的（   ）组成，在穿过巩膜的视神经筛状板处形成红色的视盘。

　　A. 细胞体　　　　　B. 细胞突　　　　　C. 睫状环　　　　　D. 轴突

5. 视细胞分为杆体细胞和（   ）。

　　A. 基地细胞　　　　B. 神经细胞　　　　C. 锥体细胞　　　　D. 表层细胞

6. 视网膜是一层透明的膜，分为色素上皮和（   ）。

　　A. 中血层　　　　　B. 大血管层　　　　C. 内皮层　　　　　D. 神经上皮层

7. 瞳孔的（   ）是视近物时瞳孔缩小，同时发生调节和集合反应。

　　A. 色素反射　　　　B. 远反射　　　　　C. 光反射　　　　　D. 近反射三联运动

8. 瞳孔反射的路径主要包括直接、间接对光反射及调节和（   ）。

　　A. 辐辏反射　　　　B. 远反射　　　　　C. 光反射　　　　　D. 近反射

9. 视网膜中央静脉栓塞多发生于（   ）。

　　A. 孕妇　　　　　　B. 少年　　　　　　C. 儿童　　　　　　D. 中老年人

10. 视网膜中央静脉栓塞是由于视网膜发生大面积的缺血，导致视网膜新生血管的形成，牵拉视网膜引起（　　）。

    A. 新生角膜炎　　　　　　　　　B. 新生血管性青光眼

    C. 白内障　　　　　　　　　　　D. 眼底出血

11. 视网膜中央静脉栓塞多发生于（　　）。

    A. 孕妇　　　　B. 中老年人　　　　C. 儿童　　　　D. 老年人

12. 视网膜中央动脉阻塞的发病通常较突然，主要表现为（　　）的急剧下降、视野缩小或视野呈管状。

    A. 单眼旁中心视力　　　　　　　B. 单眼中心视力

    C. 单眼周边视力　　　　　　　　D. 双眼中心视力

13. 视神经是由（　　）神经节细胞的轴突组成，约含神经纤维 50 万～100 万根，长约 40 mm。

    A. 视网膜　　　　B. 眼底　　　　C. 玻璃体　　　　D. 晶状体

14. 视盘区除神经纤维外，视网膜的各层次均缺血，故无感光功能，视野表现为（　　）。

    A. 视野缺陷　　　B. 黄斑区变性　　　C. 眼底出血　　　D. 生理盲点

15. 视细胞分为杆体细胞和锥体细胞，感强光和色觉的是（　　）。

    A. 杆体细胞　　　B. 锥体细胞　　　C. 细胞突　　　D. 锥体细胞和杆体细胞

16. （　　）不属于视神经萎缩的表现。

    A. 中心视力下降　　　　　　　　B. 旁中心视力下降

    C. 眼底视乳头变淡　　　　　　　D. 眼底视乳头变苍白

17. 开角性青光眼的临床表现是（　　）、视野缺陷。

    A. 眼压降低　　　B. 眼压正常　　　C. 眼压增高　　　D. 眼压增高或正常

18. 处理开角性青光眼的主要措施是（　　）、保护视功能。

    A. 控制血压　　　B. 控制眼压　　　C. 控制眼压降低　　　D. 控制血压降低

19. 处理急性闭角性青光眼的主要措施是（　　）、抢救视力。

    A. 降低眼压　　　B. 降低血压　　　C. 降低血脂　　　D. 降低胆固醇

20. 处理急性闭角性青光眼的主要措施是降低眼压、（　　）。

A. 抢救视力　　　B. 降低血压　　　C. 降低血脂　　　D. 降低胆固醇

21. 不同波长的电磁波在真空中的传播速度是常数，量值为（　　）。

　　A. 3.3×10^8 m/s　　　　　　　　B. 3.2×10^8 m/s

　　C. 3.1×10^8 m/s　　　　　　　　D. 3.0×10^8 m/s

22. 光在空气中的传播速度要比在真空中的传播速度低（　　）。

　　A. 万分之一　　　B. 万分之二　　　C. 万分之三　　　D. 万分之四

23. 光的（　　）呈负相关。

　　A. 速度与传播频率　　　　　　　　B. 波长与传播频率

　　C. 波长与光速　　　　　　　　　　D. 真空光速与介质光速之比

24. 光的能量单位为（　　）。

　　A. 纳米　　　B. 赫兹　　　C. 尔格　　　D. 焦度

25. 国际烛光向1立体角发出的光通量，称为1（　　）。

　　A. 坎德拉　　　B. 流明　　　C. 勒克斯　　　D. 朗巴

26. 以国际烛光为光源，1立体角内通过的光通量单位，称为1（　　）。

　　A. 坎德拉　　　B. 流明　　　C. 勒克斯　　　D. 朗巴

27. 光投照单位面积的流量称为（　　）。

　　A. 光照度　　　B. 光亮度　　　C. 光强度　　　D. 光流量

28. 国际烛光向1立体角发出的光的强度称为（　　）。

　　A. 光照度　　　B. 光亮度　　　C. 光强度　　　D. 光流量

29. 被照界面的反光强度称为（　　）。

　　A. 光照度　　　B. 光亮度　　　C. 光强度　　　D. 光流量

30. 以国际烛光为光源，1立体角内通过的光通量称为（　　）。

　　A. 光照度　　　B. 光亮度　　　C. 光强度　　　D. 光流量

31. 眼的黄斑中心凹与眼的（　　）共轭。

　　A. 调节远点　　　B. 调节近点　　　C. 回旋点　　　D. 结点

32. 眼的黄斑中心凹与眼的调节远点（　　）。

　　A. 重合　　　B. 无关联　　　C. 共轭　　　D. 等距

33. 眼镜透镜的焦点与眼的（　　）重合。

    A. 调节近点　　　B. 调节远点　　　C. 回旋点　　　D. 结点

34. 眼镜透镜的（　　）与眼的调节远点重合。

    A. 光学中心　　　B. 前顶点　　　C. 第一焦点　　　D. 后顶点

35. 平行光线透射适度的眼镜在（　　）眼的黄斑中心凹聚焦。

    A. 屈光不正　　　B. 远视　　　C. 近视　　　D. 调节静态

36. 在静态调节下，（　　）光线透射屈光适度的眼镜，聚焦于眼的黄斑中心凹。

    A. 发散　　　B. 平行　　　C. 会聚　　　D. 散射

37. 瞳心与黄斑中心凹的连线称为眼的（　　）。

    A. 瞳孔线　　　B. 视线　　　C. 固定线　　　D. 主线

38. 眼的主线与眼的赤道平面的垂线 Y 轴重合时称为（　　）。

    A. 原在位　　　B. 第二眼位　　　C. 第三眼位　　　D. 第一眼位

39. 以回旋点为球心，以远点距离为半径所围成的轨迹称为（　　）。

    A. 远点球面　　　B. 近点球面　　　C. 共轭球面　　　D. 波阵面

40. 以（　　）为球心，以远点距离为半径所围成的轨迹称为远点球面。

    A. 远点　　　B. 主点　　　C. 近点　　　D. 回旋点

41. 两个弧面或一个弧面和一个平面所夹的（　　）称为透镜。

    A. 玻璃　　　B. 透明介质　　　C. 树脂　　　D. 水晶

42. 两个弧面或一个弧面和一个（　　）所夹的透明介质称为透镜。

    A. 凸面　　　B. 凹面　　　C. 弯曲面　　　D. 平面

43. 光线入射球面透镜的前（　　）称为球面的前几何中心。

    A. 交点　　　B. 球心点　　　C. 顶点　　　D. 曲率中心

44. 主光轴前几何中心与后几何中心的连线称为（　　）。

    A. 主轴　　　B. 次光轴　　　C. 主光轴　　　D. 光轴

45. 主光轴与入射面的交点称为（　　）。

    A. 顶点　　　B. 前顶点　　　C. 后顶点　　　D. 结点

46. 主光轴与射出面的交点称为（　　）。

A. 顶点　　　　　B. 前顶点　　　　　C. 后顶点　　　　　D. 结点

47. 光线取任意斜向透射厚球面透镜时，光线的行进轨迹称为（　　）。

　　A. 次光轴　　　　B. 主光轴　　　　C. 主轴　　　　　D. 次轴

48. 光线取任意斜向入射厚球面透镜时，光线移位后（　　）前进。

　　A. 发生散射　　　B. 发生反射　　　C. 发生折射　　　D. 仍取原方向

49. 次光轴与主光轴的交点称为（　　）。

　　A. 前顶点　　　　B. 结点　　　　　C. 光学中心　　　D. 后顶点

50. 薄透镜以（　　）替代结点。

　　A. 前顶点　　　　B. 光学中心　　　C. 回旋点　　　　D. 后顶点

51. 平行光线经过凸透镜发生聚合折射，会聚光线与主光轴的交点称为（　　）。

　　A. 实焦点　　　　B. 虚焦点　　　　C. 光学中心　　　D. 后顶点

52. 平行光线经过凹透镜发生散开折射，散开光线的反向延长线与主光轴的交点，称为（　　）。

　　A. 实焦点　　　　B. 虚焦点　　　　C. 光学中心　　　D. 后顶点

53. 球面透镜的（　　）至主焦点的距离称为焦距。

　　A. 几何中心　　　B. 前顶点　　　　C. 光学中心　　　D. 后顶点

54. 球面透镜的（　　）至两个焦点的焦距相等。

　　A. 光学中心　　　B. 前顶点　　　　C. 几何中心　　　D. 后顶点

55. 平行光线通过球面透镜后聚焦，焦距若为（　　）m，透镜定量为1屈光度，单位为D。

　　A. 1　　　　　　B. 0.1　　　　　C. 0.5　　　　　D. 10

56. 凸透镜的焦度表示透镜对光线有会聚力焦量，量值用"＋"表示，符号取决于（　　）。

　　A. 透镜的形态　　B. 表面弯度　　　C. 焦距 f 的符号　　D. 折射率

57. （　　）不会影响球镜的顶焦度。

　　A. 材料的光透比　　　　　　　　　B. 前曲率半径

　　C. 后曲率半径　　　　　　　　　　D. 厚度

58. 若＋2.00 D 的近视眼未矫正时阅读33 m 远处的书刊所作的调节是（　　）。

　　A. 2 D　　　　　B. 1 D　　　　　C. 3 D　　　　　D. 5 D

59. 已知：透镜的折射率为 1.523，前曲率半径为 155 mm，后曲率半径为 370 mm，则透镜的焦度为（　　　）。

　　A. 1.00 D　　　　B. 1.50 D　　　　C. 2.00 D　　　　D. 2.50 D

60. 已知：透镜的折射率为 1.59，前曲率半径为 555 mm，后曲率半径为 167 mm，则透镜的焦度为（　　　）。

　　A. −1.00 D　　　B. −1.50 D　　　C. −2.00 D　　　D. −2.50 D

61. 发光点向凸透镜移动，共轭焦点（　　　）。

　　A. 位置逐步远离透镜　　　　　　　B. 位于无限远

　　C. 消失　　　　　　　　　　　　　D. 在发光点同侧主光轴上形成虚焦点

62. 发光点置于第一焦点上，共轭焦点（　　　）。

　　A. 位置逐步远离透镜　　　　　　　B. 位于无限远

　　C. 消失　　　　　　　　　　　　　D. 在发光点同侧主光轴上形成虚焦点

63. 1 m 的发光点光线经过 +2.00 D 球面透镜，共轭焦点距球面透镜（　　　）m。

　　A. 0.5　　　　　B. 1　　　　　　C. 1.5　　　　　D. 2

64. 0.5 m 的发光点光线经过 +1.00 D 球面透镜，共轭焦点距球面透镜（　　　）m。

　　A. −1　　　　　B. 1　　　　　　C. −0.5　　　　　D. 0.5

65. 物体位置于凸透镜第一主焦点至 2 倍焦距之间，则（　　　）。

　　A. 像位于第二焦点至对侧 2 倍焦距之间，为缩小、倒立的实像

　　B. 像位于对侧 2 倍焦距上，为等大、倒立的实像

　　C. 不能成像

　　D. 像位于对侧两倍焦距以外，为放大、倒立的实像

66. 物体位置于凸透镜 2 倍焦距上，则（　　　）。

　　A. 像位于第二焦点至对侧 2 倍焦距之间，为缩小、倒立的实像

　　B. 像位于对侧 2 倍焦距上，为等大、倒立的实像

　　C. 不能成像

　　D. 像位于对侧两倍焦距以外，为放大、倒立的实像

67. 物位于凹透镜任何位置，则像位于（　　　）。

A. 第二焦点至对侧 2 倍焦距之间，为缩小、倒立的实像

B. 对侧 2 倍焦距上，为等大、倒立的实像

C. 物的同侧，为缩小、正立的虚像

D. 对侧两倍焦距以外，为放大、倒立的实像

68. 凹透镜所呈的像应为（　　　）。

　　A. 倒立的实像　　　B. 正立的实像　　　C. 正立的虚像　　　D. 倒立的虚像

69. 圆柱体的几何中心线的平行线称为（　　　）。

　　A. 轴向　　　　　　B. 焦力向　　　　　C. 主截面　　　　　D. 光学中心向

70. 与圆柱透镜的轴向相垂直的截面称为（　　　）。

　　A. 轴向　　　　　　B. 焦力向　　　　　C. 主截面　　　　　D. 光学中心向

71. 双面相向弯曲的圆柱透镜称为（　　　）。

　　A. 双凹圆柱透镜　　　　　　　　B. 平凹圆柱透镜

　　C. 平凸圆柱透镜　　　　　　　　D. 凹凸圆柱透镜

72. 双面同向弯曲的圆柱透镜称为（　　　）。

　　A. 双凹圆柱透镜　　　　　　　　B. 平凹圆柱透镜

　　C. 平凸圆柱透镜　　　　　　　　D. 凹凸圆柱透镜

73. 与轴平行的光线（　　　）。

　　A. 融合成实焦线　　　　　　　　B. 不聚焦

　　C. 融合成焦点　　　　　　　　　D. 融合成虚焦线

74. 与轴垂直的光线经过凸透镜，焦点可（　　　）。

　　A. 融合成实焦线　　　　　　　　B. 不聚焦

　　C. 融合成焦点　　　　　　　　　D. 融合成虚焦线

75. $-4.50\,DS/-1.50\,DC\times180$，表示（　　　）形式的球面圆柱透镜。

　　A. 凸球面透镜与凸圆柱透镜联合　　　B. 凸球面透镜与凹圆柱透镜联合

　　C. 凹球面透镜与凹圆柱透镜联合　　　D. 凹球面透镜与凸圆柱透镜联合

76. $+4.50\,DS/+1.50\,DC\times90$，表示（　　　）形式的球面圆柱透镜。

　　A. 平凸球面透镜与平凸圆柱透镜联合

B. 平凸球面透镜与平凹圆柱透镜联合

C. 平凹球面透镜与平凹圆柱透镜联合

D. 平凹球面透镜与平凸圆柱透镜联合

77. 视网膜位于史氏光锥双焦线前方称为（　　）。

　　A. 复性远散　　　B. 单性远散　　　C. 混合散光　　　D. 单性近散

78. 视网膜位于史氏光锥前焦线称为（　　）。

　　A. 复性远散　　　B. 单性远散　　　C. 混合散光　　　D. 单性近散

79. -8.00 联合 $-2.00=$（　　）。

　　A. -10.00　　　B. -6.00　　　C. -8.00　　　D. -2.00

80. $+3.00$ 联合 $-2.00=$（　　）。

　　A. -1.00　　　B. $+5.00$　　　C. -5.00　　　D. $+1.00$

81. $+3.00\times180$ 联合 $+6.00\times180=$（　　）。

　　A. 3.00×180　　　　　　B. $+6.00\times180$

　　C. -3.00×180　　　　　　D. $+9.00\times180$

82. -4.00×15 联合 $-2.00\times15=$（　　）。

　　A. -4.00　　　B. -2.00　　　C. -6.00×15　　　D. $+6.00\times15$

83. $+3.00\times180$ 联合 $+6.00\times90=$（　　）。

　　A. $+3.00-3.00\times90$　　　　　　B. $+3.00+3.00\times90$

　　C. $-3.00+3.00\times90$　　　　　　D. $+3.00+6.00\times90$

84. -8.00×180 联合 $-6.00\times90=$（　　）。

　　A. $-6.00+2.00\times180$　　　　　　B. $-6.00-2.00\times90$

　　C. $-6.00-2.00\times180$　　　　　　D. $+6.00-2.00\times180$

85. $+200+3.00\times180$ 联合 $+3.00+2.00\times180=$（　　）。

　　A. $+5.00+5.00\times90$　　　　　　B. $+5.00+5.00\times180$

　　C. $+5.00-5.00\times180$　　　　　　D. $-5.00+5.00\times180$

86. $-4.00-2.00\times15$ 联合 $+3.00+1.00\times15=$（　　）。

　　A. $-1.00+1.00\times15$　　　　　　B. $+1.00-1.00\times15$

C. −1.00−1.00×15　　　　　　　D. −1.00−1.00×105

87. +3.00+2.00×180 联合+1.00+1.50×90＝（　　）。

A. +5.50+0.50×90　　　　　　　B. +5.50+0.50×180

C. +5.50−0.50×180　　　　　　　D. −5.50+0.50×180

88. −2.00−1.25×180 联合−1.00−1.75×90＝（　　）。

A. −4.25−0.50×180　　　　　　　B. −4.75−0.50×90

C. −4.25−0.50×90　　　　　　　D. −4.25−1.00×90

89. +4.50−1.50×180＝（　　）。

A. +4.50−1.50×90　　　　　　　B. +3.00+1.50×90

C. +4.50+1.50×180×180　　　　　D. −4.50−1.50×180

90. −3.25+1.25×90＝（　　）。

A. −3.25+1.25×180　　　　　　　B. −3.25−1.25×90

C. −2.00−1.25×180　　　　　　　D. +3.25+1.25×90

91. 在透镜内标线与透镜外标线对齐的情况下，微量转动透镜，若镜内标线斜向移位，并与镜外标线分离，证实透镜（　　）。

A. 无球镜成分　　　　　　　　　B. 有柱镜成分

C. 无柱镜成分　　　　　　　　　D. 有球镜成分

92. 若透镜有柱镜成分，小心转动透镜，使镜内标线与镜外标线对齐，在镜片边缘划线记录（　　）。

A. 柱镜轴向位置　　　　　　　　B. 柱镜焦力位置

C. 主子午线位置之一　　　　　　D. 透镜最薄位置

93. 用焦度计测得的折射力是（　　）。

A. 光焦度　　　B. 后顶点焦度　　　C. 前顶点焦度　　　D. 近轴焦度

94. 焦度计测量座平面位于镜片的（　　）。

A. 光学中心　　　B. 前顶点　　　C. 后顶点　　　　D. 曲率中心

95. 负透镜的镜眼距增加，因透镜对配戴眼的聚散度减小，对配戴眼所显示的有效镜度（　　）。

A. 呈正相关　　　B. 稳定不变　　　C. 增加　　　D. 减少

96. 正透镜的镜眼距增加，因透镜对配戴眼的聚散度增加，对配戴眼所显示的有效镜度（　　）。

A. 呈负相关　　　B. 稳定不变　　　C. 增加　　　D. 减少

97. 注视框架镜片光轴之外目标受棱镜效应的影响，注视眼随之调整眼位，凸透镜眼位旋转角度（　　）。

A. 离心　　　B. 向心　　　C. 不变　　　D. 不稳定

98. 注视框架镜片光轴之外目标受棱镜效应的影响，注视眼随之调整眼位，凹透镜眼位旋转角度（　　）。

A. 离心　　　B. 向心　　　C. 不变　　　D. 不稳定

99. 近视眼戴远用眼镜注视近目标，所用调节低于正视眼，原因是（　　）。

A. 镜片呈月眉状　　　　　　　B. 镜片有一定厚度

C. 镜片和眼的综合光学中心前移　D. 镜片具有负焦力

100. 近视眼戴远用眼镜注视近目标，所用调节力较正视眼（　　）。

A. 相同　　　B. 稳定不变　　　C. 增加　　　D. 减少

101. 牛顿公式中的物距是指（　　）。

A. 物方焦点至物点的距离　　　B. 像方焦点至物点的距离

C. 像方焦点至像点的距离　　　D. 物方焦点至像点的距离

102. 牛顿公式中的像距是指（　　）。

A. 物方焦点至物点的距离　　　B. 像方焦点至物点的距离

C. 像方焦点至像点的距离　　　D. 物方焦点至像点的距离

103. 近视眼戴负透镜后，视网膜的影像与未矫正前视网膜像大小比较为（　　）。

A. 放大的倒像　B. 放大的正像　C. 缩小的倒像　D. 缩小的正像

104. 远视眼戴正透镜后，视网膜的影像与未矫正前视网膜像大小比较为（　　）。

A. 放大的倒像　B. 放大的正像　C. 缩小的倒像　D. 缩小的正像

105. 眼镜透镜的总放大倍率由焦性放大率和形式放大率的（　　）来表示。

A. 和值　　　B. 乘积　　　C. 差值　　　D. 比例

106. 眼镜的焦性放大率与（ ）无关。

    A. 眼镜透镜的焦度   B. 镜眼距

    C. 前面焦度   D. 眼镜透镜的后顶焦度

107. 屈光不正戴镜矫正后视网膜像大小与（ ）无关。

    A. 眼轴   B. 屈光不正焦度

    C. 调节幅度   D. 神经传导

108. 屈光不正戴镜矫正后视网膜像大小与标准的正视眼成像大小的比较称为（ ）。

    A. 相对放大倍率   B. 绝对放大倍率

    C. 焦性放大率   D. 形式放大率

109. 散光眼的两个主子午线放大率有差异，大约每 1.00 DC 角膜散光有（ ）的影像变形。

    A. 0.3%   B. 0.2%   C. 0.1%   D. 0.05%

110. 散光眼被散光镜片矫正后，视网膜像仍存在变形，这是因为（ ）所致。

    A. 前面焦度   B. 中心厚度   C. 折射率   D. 镜眼距

111. 曲率在几何学中的定义为圆弧的（ ）与其所对应的夹角的比值。

    A. 半径   B. 弧高   C. 弧长   D. 弦长

112. 镜片的折射率为 1.5，前曲率为 +6.00 D，则镜片的前折射面光焦度为（ ）。

    A. +3.00 D   B. +6.00 D   C. +9.00 D   D. +1.50 D

113. 一负透镜的前矢深为 2.4 mm，后矢深为 3.1 mm，周边厚度为 2.8 mm，则中心厚度为（ ）mm。

    A. 2.4   B. 3.5   C. 2.1   D. 3.1

114. 一正透镜的前矢深为 3.3 mm，后矢深为 2.6 mm，中心厚度为 2.5 mm，则周边厚度为（ ）mm。

    A. 2.6   B. 3.3   C. 3.2   D. 1.8

115. 两个以上棱镜互相叠合，效果相加，形成一新的棱镜，称为棱镜的（ ）。

    A. 复原   B. 合成   C. 分解   D. 叠加

116. 一个棱镜的效果解析为互相垂直的两个棱镜，称为棱镜的（ ）。

A. 复原 　　　　 B. 合成 　　　　 C. 分解 　　　　 D. 垂直

117. R：-8.75/L：-9.50，棱镜需求：底向内 $9^{\triangle}$ 分至双侧眼镜透镜，移心距离 x_1 和 x_2 为（　　）。

A. 0.51 cm，0.47 cm 　　　　 B. -0.51 cm，-0.47 cm

C. 0.51 cm，-0.47 cm 　　　　 D. -0.51 cm，0.47 cm

118. R：$+7.50$/L：$+6.75$，棱镜需求：底向内 $4^{\triangle}$ 分至双侧眼镜透镜，移心距离 x_1 和 x_2 为（　　）。

A. 0.27 cm，0.30 cm 　　　　 B. -0.27 cm，-0.30 cm

C. 0.30 cm，0.27 cm 　　　　 D. -0.30 cm，-0.27 cm

119. R：$+4.75+1.25\times90$/L：$+6.25+1.00\times90$，棱镜需求：底向内 $7^{\triangle}$ 分至双侧眼镜透镜，移心距离 x_1 和 x_2 为（　　）。

A. -0.58 cm，0.48 cm 　　　　 B. 0.58 cm，-0.48 cm

C. -0.58 cm，-0.48 cm 　　　　 D. 0.58 cm，0.48 cm

120. R：$-7.25-1.25\times180$/L：$-6.50-1.50\times180$，棱镜需求：右底向上左底向下的 $4^{\triangle}$ 分至双侧眼镜透镜，移心距离 y_1 和 y_2 为（　　）。

A. -0.24 cm，0.25 cm 　　　　 B. -0.24 cm，-0.25 cm

C. 0.24 cm，0.25 cm 　　　　 D. 0.24 cm，-0.25 cm

121. 均分棱镜效应是指（　　）。

A. 瞳距测量误差 　　　　 B. 双眼屈光相近，偏心注视

C. 双眼屈光不同，偏心注视 　　　　 D. 双瞳高互差

122. 人眼水平方向融合储备力可达（　　）左右。

A. $20^{\triangle}$ 　　　　 B. $30^{\triangle}$ 　　　　 C. $15^{\triangle}$ 　　　　 D. $40^{\triangle}$

123. 目标光线垂直投射镜片旁中心，由于受镜片棱镜效应的作用，产生（　　）。

A. 回旋角 　　 B. 倾斜角 　　 C. 偏向角 　　 D. 折射角

124. 目标光线垂直投射镜片旁中心，为了注视目标，产生新的视轴，新视轴与原视轴的夹角称为（　　）。

A. 回旋角 　　　　 B. 倾斜角 　　　　 C. 偏向角 　　　　 D. 折射角

125. 单色光的波长差异导致（　　）差异从而引发像位的差异，称为色像差。

  A. 色亮度   B. 折射率   C. 透光率   D. 色调

126. 平行常光入射球形屈光界面，波长不同的单色光在屈光系统的光轴上形成不同的焦距称为（　　）。

  A. 焦距差   B. 横向色差   C. 纵向色差   D. 光轴差

127. 纵向色差的定量是分析（　　）光焦度与红色光焦度的差异。

  A. 绿色   B. 紫色   C. 黄色   D. 蓝色

128. 不同（　　）的镜片材料的纵向色差不同。

  A. 色亮度   B. 折射率   C. 透光率   D. 色调

129. 平行常光入射球形屈光界面的远轴区，波长不同的单色光产生棱镜效应的差异称为（　　）。

  A. 入射偏心距差   B. 横向色差

  C. 纵向色差   D. 光轴差

130. 横向色差以（　　）光棱镜效应与红色光棱镜效应的差异定量。

  A. 绿色   B. 紫色   C. 黄色   D. 蓝色

131. 点目标在视网膜上成像弥散圈直径大小称为（　　）。

  A. 视敏度 B. 对比度 C. 色散度   D. 阿贝数

132. 视敏度与横向色差（　　）。

  A. 正相关 B. 负相关 C. 无关   D. 成正比

133. 单色光自身的像位差异称为（　　）。

  A. 入射偏心距差   B. 单色像差

  C. 纵向色差   D. 横向色差

134. 单色像差不包括（　　）。

  A. 球差   B. 彗差   C. 像散   D. 不同波长的棱镜差

135. 光线垂直投向入射透镜，近轴光线焦距长，后聚焦；离轴光线焦距短，先聚焦，称为（　　）。

  A. 球差   B. 彗差   C. 像散   D. 场曲

136. 球差在光轴上形成若干位置前后的焦点,使整体成像的( )下降。

    A. 色亮度   B. 对比度   C. 清晰度   D. 亮度

137. 光线斜向入射透镜,中心像与边缘像互相分离,称为( )。

    A. 球差   B. 彗差   C. 像散   D. 场曲

138. 光线( )透镜,中心像与边缘像斜向分离形似彗星,称为彗差。

    A. 垂直向入射   B. 斜向入射   C. 反向入射   D. 正向入射

139. 离轴光线斜向入射透镜,光轴与物点所在的面称为( )。

    A. 切线面   B. 弧矢面   C. 额平面   D. 主点轴面

140. 离轴光线斜向入射透镜,与切线面相垂直的面称为( )。

    A. 切线面   B. 弧矢面   C. 额平面   D. 主点轴面

141. 垂直于光轴的目标物呈清晰弯曲像,形似碗状,称为( )。

    A. 球差   B. 彗差   C. 像散   D. 场曲

142. 场曲的中心像与周边像的( )不同步。

    A. 亮度   B. 对比度   C. 清晰度   D. 颜色

143. 近轴平行光线和远轴平行光线成像后放大倍率有差异,发生像的( )。

    A. 球差   B. 畸变   C. 像散   D. 场曲

144. 正透镜中心像至周边像按正放大比率递增,形成( )畸变。

    A. 水平状   B. 枕垫状   C. 垂直状   D. 桶状

145. 正常的入瞳光径很小,因此( )对视觉的影响较小。

    A. 球差和彗差   B. 畸变和像散

    C. 场曲和畸变   D. 色差

146. 视网膜对于光谱两端波长的颜色不敏感,因此( )对视觉的影响较小。

    A. 球差和彗差   B. 畸变和像散

    C. 场曲和畸变   D. 色差

147. 消除纵向色差的片形设计为( )。

    A. 非球面设计   B. 不同的前后曲率组合设计

    C. 超薄设计   D. 提高阿贝数

148. 消除像散的片形设计为（　　）。

    A. 非球面设计
        B. 不同的前后曲率组合设计

    C. 超薄设计
        D. 提高阿贝数

149. 设透镜后顶点至眼旋转中心为 25 mm，折射率为 1.523，则 Petzval（佩兹伐）消像差透镜后曲面焦度应为（　　）。

    A. 20.00 D
    B. 21.00 D
    C. 22.00 D
    D. 23.00 D

150. 设透镜后顶点至眼旋转中心为 25 mm，折射率为 1.665，则 Petzval 消像差透镜后曲面焦度应为（　　）。

    A. 24.00 D
    B. 25.00 D
    C. 26.00 D
    D. 27.00 D

151. 当透镜不同组合的前后曲面焦度调整到合适的配比时，斜交光线的（　　）同焦。

    A. 切线面与切线面
        B. 弧矢面与弧矢面

    C. 切线面与弧矢面
        D. 切线面与远点球面

152. 斜交光线的切线面与弧矢面同焦，则在视网膜的旁中心区聚焦，使（　　）为 0。

    A. 球差
    B. 彗差
    C. 像散
    D. 场曲

153. 通常透镜前曲面称为（　　），后曲面称为从曲。

    A. 前曲
    B. 后曲
    C. 从曲
    D. 基曲

154. 透镜总焦度−3.00 DS/−1.00 DC×180，前基曲+6.00 D，后从曲为（　　）。

    A. −10.00 DS/−100 DC×180
    B. −9.00 DS/−100 DC×180

    C. −6.00 DS/−100 DC×180
    D. −9.00 DS/−300 DC×180

155. 通过三角线性追迹计算和作图，可以将透镜的总焦度与基曲面焦度的最佳组合列为方程式，方程式解的轨迹为（　　）。

    A. 抛物线
    B. 椭圆
    C. 圆
    D. 双曲线

156. 丹麦人 Marius Tscherning（马里乌斯·车尔宁）将不同的总焦度所对应的（　　）描记为椭圆。

    A. 折射率
    B. 从曲面焦度
    C. 基曲面焦度
    D. 分焦度

157. 在 Tscherning 椭圆图形上可以根据透镜总焦度查出最佳（　　）焦度。

    A. 前曲
    B. 后曲
    C. 从曲
    D. 基曲

158. 透镜总焦度为－10.00 D，折射率为 1.523，查 Tscherning 椭圆，透镜前基曲为
＋3.00 D，则透镜的从曲半径为（　　）mm。

　　A. 41.2　　　　　B. 40.2　　　　　C. 42.2　　　　　D. 39.2

159. 视场角指视线与眼镜透镜（　　）的夹角。

　　A. 视轴　　　　　B. 光轴　　　　　C. 柱镜轴　　　　　D. 固定轴

160. 视场角是产生（　　）的要素。

　　A. 球差　　　　　B. 畸变　　　　　C. 像散　　　　　D. 场曲

161. 在 Tscherning 椭圆参数的基础上，可以将镜片形态改平，但是基曲越平像散（　　）。

　　A. 不变　　　　　B. 越小　　　　　C. 负相关　　　　　D. 越大

162. 为了兼顾片型美观和消像散，透镜总焦度为 0 至＋7.00，片形基曲常规设计为（　　）。

　　A. ＋9.00　　　　B. ＋6.00　　　　C. ＋3.00　　　　D. ＋1.25

163. 透镜的折射率与像散（　　）。

　　A. 正相关　　　　B. 无关　　　　　C. 负相关　　　　　D. 在特定条件下相关

164. 像散与镜片的基曲弯度（　　）。

　　A. 正相关　　　　B. 无关　　　　　C. 负相关　　　　　D. 在特定条件下相关

165. 老视眼镜的视线指向较为固定，形成视场角的（　　）。

　　A. 机会较大　　　B. 程度较小　　　C. 程度较大　　　D. 不稳定

166. 老视眼镜的基曲可以设计得（　　）。

　　A. 更平　　　　　B. 更大　　　　　C. 更弯　　　　　D. 曲率半径更小

167. 自镜片的光学中心至边缘，镜片的表面以一定的梯度渐渐改变原有曲率，称为
（　　）镜片。

　　A. 球面　　　　　B. 非球面　　　　C. 双曲线面　　　　D. 抛物线面

168. 根据 Tscherning 椭圆设计的镜片在（　　），不能覆盖高光度的屈光不正。

　　A. ＋8.00 至－22.00　　　　　　　B. ＋7.00 至－20.00

　　C. ＋7.00 至－21.00　　　　　　　D. ＋7.00 至－22.00

169. 眼镜片有效的消像差自变量为（　　）。

　　A. 调整折射率　　　　　　　　　　B. 调整厚度

C. 调整双面弯比例　　　　　　　D. 调整镜眼距

170. 眼镜片的场曲可通过人眼在观察不同视点时，用不同的（　　）来完成清晰成像。

    A. 调节　　　　B. 聚散　　　　C. 注视差异　　　D. 瞳孔舒缩

171. 浅新月形透镜是一面为（　　）的透镜。

    A. ＋1.25 D 或－1.25 D　　　　　B. ＋3.00 D 或－3.00 D

    C. ＋6.00 D 或－6.00 D　　　　　D. ＋2.00 D 或－2.00 D

172. 深新月形透镜是一面为（　　）的透镜。

    A. ＋1.25 D 或－1.25 D　　　　　B. ＋3.00 D 或－3.00 D

    C. ＋6.00 D 或－6.00 D　　　　　D. ＋2.00 D 或－2.00 D

173. 将不同形态的子片贴附在没有散光的主片基曲面上的眼镜，称为（　　）眼镜。

    A. 分离型双焦　　　　　　　　　B. 胶合型双焦

    C. 熔合型双焦　　　　　　　　　D. 一体型双焦

174. 将折射率较高的子片材料熔合到折射率较低的没有散光的主片基曲面的眼镜，称为（　　）眼镜。

    A. 分离型双焦　　　　　　　　　B. 胶合型双焦

    C. 熔合型双焦　　　　　　　　　D. 一体型双焦

175. 与单焦老视眼镜、双焦眼镜和三焦眼镜相比较，渐变焦眼镜的优点在于（　　）。

    A. 像差导致的视觉干扰　　　　　B. 美观

    C. 眼位和头位移动较大　　　　　D. 水平视野宽度受限制

176. 若－2.00 的近视眼未矫正时阅读 33 m 远处的书刊所作的调节是（　　）。

    A. 2 D　　　　B. 1 D　　　　C. 3 D　　　　D. 5 D

177. 当厚度和前面焦度不变时，折射率越小，眼镜的放大率（　　）。

    A. 越小　　　　B. 越大　　　　C. 无关　　　D. 正相关

178. 验配等像眼镜，首先选定等像眼镜倍率需求，然后决定（　　）。

    A. 中心厚度和后面焦度　　　　　B. 中心厚度和前面焦度

    C. 折射率和前面焦度　　　　　　D. 折射率和后面焦度

179. 从后透镜公式可知，当透镜的一面为平面时，透镜的焦度与透镜的（　　）无关。

A. 折射率　　　　B. 曲率半径　　　　C. 折射面焦度　　　D. 厚度

180. 菲涅耳球面透镜的侧切面由系列微小近似直角三角形组成，越到镜片的边缘三角形的（　　　）。

A. 斜率越大　　　B. 斜率越小　　　C. 斜边越平　　　　D. 邻面锐角越小

181. 透镜的偏心率 e 值大于 1，称为（　　　）。

A. 球面　　　　　B. 非球面　　　　C. 双曲线面　　　D. 抛物线面

182. 透镜的偏心率 e 值大于 0，且小于 1，称为（　　　）。

A. 球面　　　　　B. 非球面　　　　C. 双曲线面　　　D. 抛物线面

183. 相同的单色光通过光学系统后的像差为（　　　）。

A. 球面像色　　　B. 色像色　　　　C. 双色像差　　　D. 单色像差

184. 不同的单色光通过光学系统后的像差为（　　　）。

A. 球面像色　　　B. 色像差　　　　C. 双色像差　　　D. 单色像差

185. 光自点光源发出，经人眼屈光系统后，在视网膜上形成一像的弥散圈，所以眼底黄斑部反射出的光线，其光波会（　　　）。

A. 变形　　　　　B. 变大　　　　　C. 变小　　　　　D. 不变

186. 衡量光学系统成像质量的重要指标为（　　　）。

A. 波阵面像差　　B. 几何像差　　　C. 像差　　　　　D. 单色像差

187. 在标准光源下，锥体细胞最高视敏度的波长为（　　　）。

A. 550 nm　　　　B. 555 nm　　　　C. 550 cm　　　　D. 555 cm

188. 双色试验法对应的有效屈光度矫正的范围为（　　　）。

A. 0.25 D　　　　B. 0.50 D　　　　C. 0.75 D　　　　D. 1.00 D

189. 屈光参差的先天性异常主要表现为（　　　）。

A. 眼外伤　　　　B. 白内障　　　　C. 发育不足　　　D. 角膜病变

190. 单性近视屈光参差表现为一眼为正视眼，另一眼为（　　　）。

A. 弱视眼　　　　B. 散光眼　　　　C. 远视眼　　　　D. 近视眼

191. 两眼屈光度不等，相差（　　　）以上者为屈光参差。

A. 3.00 D　　　　B. 2.50 D　　　　C. 2.00 D　　　　D. 3.50 D

192. 屈光度每相差 0.25，物像大小就要相差（　　）。

　　A. 5%　　　　　B. 0.05%　　　　C. 0.5%　　　　D. 2.5%

193. 12 岁以下的儿童屈光参差应尽早发现，尽早（　　）。

　　A. 全部矫正　　B. 部分矫正　　　C. 不矫正　　　　D. 激光手术治疗

194. 屈光参差发生的年龄越小，其（　　）。

　　A. 弱视程度就越深　　　　　　　B. 弱视程度就越浅

　　C. 弱视程度不受影响　　　　　　D. 弱视不需矫正

195. 老视是一种（　　）现象。

　　A. 远视　　　　B. 近视　　　　　C. 屈光不正　　　D. 生理

196. 老视症状的出现并不仅仅取决于年龄，还与其他的因素有关，下列与老视没有关系的是（　　）。

　　A. 屈光状态　　B. 工作性质　　　C. 身体健康　　　D. 远视

197. （　　）不属于老视主要症状。

　　A. 远用不清楚　　　　　　　　　B. 字体重叠

　　C. 头晕思睡　　　　　　　　　　D. 眼干涩

198. 老视验光的前提是（　　）。

　　A. 被检查的年龄　　　　　　　　B. 矫正远视力

　　C. 被检查者的调节　　　　　　　D. 矫正近视力

199. 50 岁，男性，正视眼阅读距 33 m，调节力+2.50，根据 1/2 原则，老视阅读镜度数为（　　）。

　　A. +1.25 D　　B. +1.75 D　　　C. +2.50 D　　　D. +3.00 D

200. 55 岁，男性，正视眼阅读距 33 m，调节力+1.50，根据 1/2 原则，老视镜度数为（　　）。

　　A. +1.25 D　　B. +1.75 D　　　C. +2.25 D　　　D. +2.75 D

201. 眼在调节过程中，参加调节作用的组织主要有晶状体、睫状体、睫状肌、（　　）。

　　A. 角膜　　　　B. 悬韧带　　　　C. 瞳孔　　　　　D. 虹膜

202. 在调节时，当睫状肌收缩，睫状突形成的环缩小，悬韧带松弛，睫状体的弹性变凸，使其屈折力加强，这种现象即为（　　）。

  A. 调节状态 B. 调节远点 C. 调节幅度 D. 调节近点

203. 当调节静止时，与视网膜黄斑部相共轭的视轴上一点称为（　　）。

  A. 调节状态 B. 调节远点 C. 调节幅度 D. 调节近点

204. 调节远点与近点间的任何距离均能运用调节达到明视，这个范围称（　　）。

  A. 近点范围 B. 远点范围 C. 调节幅度 D. 调节范围

205. 以下选项中不是近反射三联运动的是（　　）。

  A. 瞳孔放大 B. 集合 C. 调节 D. 瞳孔缩小

206. 当两眼同时注视 4 m 远处物体时，所作的集合是（　　）。

  A. 1/2 mA B. 1/3 mA C. 1/4 mA D. 1/5 mA

207. 近视眼远用度数为 −1.00，在看 33 m 时所用的调节为（　　）。

  A. 0.00 D B. −1.00 D C. +1.00 D D. +2.00 D

208. 远视眼远用度数为 +1.00，在看 33 m 时所用的调节为（　　）。

  A. +4.00 D B. −4.00 D C. +1.00 D D. +2.00 D

209. 在注视相同距离物体时，远视眼要比正视眼多使用调节，多用的调节力就等于（　　）。

  A. 远视度数 B. 近视度数 C. 散光度数 D. 近用度数

210. 在注视相同距离物体时，（　　）要比正视眼多使用调节，多用的调节力就等于远视度数。

  A. 近视眼 B. 远视眼 C. 散光眼 D. 弱视眼

211. 调节幅度低于同年龄平均水平下界，而呈现调节机能不充分的状态，称为（　　）。

  A. 调节不全 B. 调节痉挛 C. 调节麻痹 D. 调节反应不良

212. 由于副交感神经兴奋过度，致使睫状肌张力异常增加，引起持续性的痉挛状态，称为（　　）。

  A. 调节不全 B. 调节痉挛 C. 调节麻痹 D. 调节反应不良

213. 参加眼睛调节作用的组织主要有（　　）、睫状肌、悬韧带。

  A. 晶状体 B. 玻璃体 C. 角膜 D. 房水

214. 人眼在调节时相关组织的关系是（　　）。

    A. 睫状肌收缩、悬韧带紧张、晶状体扁平

    B. 睫状肌收缩、悬韧带松弛、晶状体变凸

    C. 睫状肌收缩、悬韧带松弛、晶状体扁平

    D. 睫状肌收缩、悬韧带紧张、晶状体变凸

215. 以下选项中（　　）屈光状态的人眼看近所用的调节最大。

    A. $+1.00$　　　　B. $+3.00$　　　　C. $+1.00$　　　　D. -3.00

216. 一近视 -3.00 DS 调节近点 10 cm，其调节幅度为（　　）。

    A. $+3.00$ D　　　B. $+1.00$ D　　　C. $+7.00$ D　　　D. $+13.00$ D

217. 测量集合程度的单位为（　　）。

    A. 米角　　　　B. 厘米　　　　C. 毫米　　　　D. 米

218. 两眼视轴由无限距离转向眼前正中线之一点集中注视，形成（　　）。

    A. 调节性集合　　　　　　　　B. 张力性集合

    C. 近感性集合　　　　　　　　D. 集合角

219. 远视眼注视物体时所使用的调节依其远视度而（　　）。

    A. 加强　　　　B. 不变　　　　C. 减少　　　　D. 视情况而定

220. 在验光时由于调节张力的干扰，从而使近视眼的测定结果（　　）。

    A. 偏浅　　　　B. 偏深　　　　C. 无影响　　　　D. 加强

221. 集合功能过度易发生在未矫正的（　　）或近视眼戴镜。

    A. 远视眼　　　B. 散光眼　　　C. 弱视眼　　　D. 低视力

222. 集合功能的临床症状主要表现有头痛、视力模糊、眼部不适、（　　）。

    A. 眼压高　　　B. 血压高　　　C. 复视　　　D. 斜视

基础检查

一、判断题（将判断结果填入括号中。正确的填"√"，错误的填"×"）

1. 裂隙灯显微镜主要由两大部分，即照明系统和观察系统，以及一些附件组成。（　　）

2. 裂隙灯显微镜的照明系统是典型的柯拉照明。（　　）

3. 裂隙灯显微镜使用前的屈光度补偿操作，应分别对每只目镜进行调整，使操作者能从显微镜中看清调焦棒上的裂隙像。（　　）

4. 裂隙灯发出的光线在焦点处高度集中，穿过眼的屈光介质，遇有不透明的病灶则发生散射效应。（　　）

5. 裂隙灯显微镜使用前，应调整颏托高度调节钮，使被检者的外眦与眼高标记处于相同位置。（　　）

6. 裂隙灯显微镜无照明的常见原因有主电源开关未开、灯泡烧坏、电源线与插座连接不正确等，可按实际情况对症解决。（　　）

7. 使用弥散投照法时，入射光线和显微镜之间成大约 45°夹角，裂隙宽度完全打开，用毛面滤光镜、宽照明和均匀光线，倍率由低到高。（　　）

8. 直接投照法检查通过较窄裂隙光观察角膜弧度、厚度和密度变化，详细观察眼睛各部组织的细节和结构。（　　）

9. 滤光投照法是通过滤光片和附件进行观察。（　　）

10. 泪眦包围着一个椭圆形的肉状隆起，称为泪阜。（　　）

11. 眼睑位于眼眶出口处，覆盖眼球前部，分为上睑和下睑，中间称为睑裂，边缘称为睑缘。（　　）

12. 泪器由泪液的分泌部和排出部两部分组成。（　　）

13. 球结膜具有疏松、可延伸性的特点，利于眼球的转动。（　　）

14. 睑结膜内有多种分泌腺组织，主要功能是湿润角膜，维持其透明性。（　　）

15. 角膜所需的能量物质主要通过内皮细胞从房水中获取。（　　）

16. 房水具有维持眼内玻璃体、晶状体、角膜、小梁网等代谢和调节眼压的作用。（　　）

17. 虹膜位于角膜之后、晶状体之前的房水中。（　　）

18. 晶状体悬韧带源于睫状体，附着在晶状体赤道部周围。（　　）

19. 泪液中含有溶菌酶等抗菌成分，可抑制致病微生物生长。（　　）

20. 正常泪膜由外向内分为三层：表层为脂质层，中层为水样层，深层为黏液层。（　　）

21. 泪液量分泌常随年龄增加而逐渐减少。（　　）

22. 泪液异常包括泪液量的异常、质的异常和泪液动力学的异常。（　　）

23. 5 mm 宽、35 mm 长的 Schirmer（施墨）试纸在检测前应将上端约 5 mm 处对折一下。（　　）

24. 从后面看角膜为正圆形，从前面看角膜为椭圆形。（　　）

25. 角膜分为 5 层，从前向后依次为：上皮细胞层、前弹力层、基质层、后弹力层和内皮细胞层。（　　）

26. 角膜的透明性依赖多个条件：上皮和内皮细胞结构及功能的完整，角膜基质胶原纤维的整齐排列，含水量的稳定和基质无血管。（　　）

27. 角膜的屈光指数为 1.337。（　　）

28. 角膜含有丰富的感觉神经末梢，是人体最敏感的部位。（　　）

29. 角膜后弹力层可以再生，受损后可由内皮细胞分泌胶原修复。（　　）

30. 自动角膜曲率仪内部包括：屈光测定部分、角膜曲率测定部分、瞳孔距离测定部分和自动分析部分。（　　）

31. 角膜曲率仪是利用角膜反射性质来测量其曲率半径的。（　　）

32. 存在角膜斜轴散光时，两"＋"记号不在同一高度，两"－"记号不平行。（　　）

33. 检查时指示被检者双眼充分睁开并注视目标。（　　）

34. 接触镜眼部禁忌证包括干眼症，慢性泪囊炎，眼睑闭合不全，角膜、结膜急、慢性炎症，严重晶状体混浊，急性青光眼、慢性青光眼等。（　　）

35. 接触镜全身禁忌证包括糖尿病、类风湿性关节炎、怀孕、精神病等。（　　）

36. 接触镜其他禁忌证包括个体条件禁忌证和环境条件禁忌证。（　　）

二、单项选择题（选择一个正确的答案，将相应的字母填入题内的括号中）

1. 裂隙灯显微镜的主要部件包括（　　）。

    A. 目镜系统和物镜系统　　　　B. 观察系统和投照系统

    C. 光源和反射系统　　　　　　D. 物镜系统和投照系统

2. 为了更清晰地观察角膜荧光素染色的结果，通常将裂隙灯的投射光滤光镜调整为（　　）。

  A. 无赤光　　　　B. 黄色光　　　　C. 弥散光　　　　D. 钴蓝光

3. 裂隙灯显微镜的照明方式是（　　）。

  A. 直接照明　　　B. 间接照明　　　C. 临界照明　　　D. 柯拉照明

4. 裂隙灯显微镜的照明系统裂隙光宽度为（　　）mm。

  A. 0～5　　　　　B. 0～10　　　　C. 0～15　　　　D. 0～20

5. 裂隙灯显微镜观察系统是一个双目立体显微镜，由（　　）组成。

  A. 物镜、目镜和棱镜　　　　　　B. 物镜、目镜和凹透镜

  C. 物镜、目镜和凸透镜　　　　　　D. 物镜、目镜和面镜

6. 裂隙灯显微镜观察系统是一个双目立体（　　）。

  A. 凹透镜　　　　B. 凸透镜　　　　C. 显微镜　　　　D. 凹面镜

7. 裂隙灯光源发出的光线通过（　　），由裂隙选定光束形态。

  A. 凹透镜　　　　B. 凸透镜　　　　C. 聚光镜　　　　D. 发散镜

8. 裂隙灯显微镜的双目立体显微镜是通过被检眼发出的（　　）进行观察的。

  A. 汇聚光　　　　B. 发散光　　　　C. 平行光　　　　D. 反射光

9. 裂隙灯显微镜是眼科检查的精密设备，使用前校对后，每次给病人做检查（　　），以免给诊断检查带来麻烦。

  A. 不必重新调整　　　　　　　　B. 应重新调整

  C. 尽量少调整　　　　　　　　　D. 一直不要调整

10. 为了更清晰地观察角膜荧光素染色的结果，通常将裂隙灯的投射光滤光镜调整为（　　）。

  A. 无赤光　　　　B. 钴蓝光　　　　C. 散热光　　　　D. 无遮光

11. 裂隙灯显微镜使用前，应能正常、灵活地使用（　　）调整仪器水平及垂直位置。

  A. 水平调节钮　　　　　　　　　B. 操纵杆

  C. 电动调节按钮　　　　　　　　D. 垂直调节钮

12. 裂隙灯显微镜的光学系统大致包括（　　）。

  A. 裂隙观察系统、显微镜测试系统

  B. 裂隙调节系统、显微镜测试系统

    C. 裂隙灯观察系统、显微镜光源系统

    D. 裂隙光源系统、显微镜系统

13. 弥散光线照明法一般利用（　　），以较低倍率总体观察眼睑、睫毛、结膜、角膜、巩膜、虹膜和瞳孔。

    A. 散射光线   B. 发散光线   C. 平行光线   D. 集合光线

14. 弥散照明法入射光线和显微镜（观察系统）之间约成（　　）夹角。

    A. 30°   B. 45°   C. 60°   D. 90°

15. 采用直接投照法检查投射与观察夹角为（　　）。

    A. 0°～30°   B. 30°～50°   C. 50°～70°   D. 70°～90°

16. 直接投照法（窄光照射）适用于观察（　　）。

    A. 虹膜、结膜   B. 虹膜、晶状体

    C. 结膜、角膜   D. 角膜、晶状体

17. 观察硬性角膜接触镜的配适，裂隙灯显微镜最佳的投照方法为（　　）。

    A. 直接投照法   B. 滤光投照法

    C. 弥散投照法   D. 背面投照法

18. 滤光投照法主要用于（　　）。

    A. 观察镜片表面的异物与沉淀物

    B. 观察角膜各层的病变

    C. 观察角膜弧度、厚度

    D. 观察外眼各部，角膜接触镜配适评估

19. 睫毛根部有丰富的感觉神经丛，对触觉十分敏感，平均寿命约为（　　）个月。

    A. 1～3   B. 3～5   C. 5～8   D. 8～11

20. 眼球的前方和后方的几何中心称为前极和后极，连接前极和后极的轴线称为（　　）。

    A. 主轴   B. 视轴   C. 焦线   D. 眼轴

21. 正常人睁眼时，上眼睑位置应在上（　　）。

    A. 角膜缘   B. 角膜缘上 1～2 mm

    C. 角膜缘下 1～2 mm   D. 睑裂处

22. 睑结膜与隐性眼镜直接接触，由机械刺激和镜片上的沉淀物导致的变态性疾病为（　　）。

    A. 角膜水肿　　　　B. 新生血管　　　　C. 球结膜充血　　　D. 巨乳头性结膜炎

23. 泪腺的分泌受（　　）。

    A. 交感神经支配　　　　　　　　B. 副神经支配

    C. 视神经支配　　　　　　　　　D. 三叉神经支配

24. 排泄部分包括（　　）。

    A. 泪小点、泪小管、泪囊、泪液

    B. 泪小点、泪小管、泪囊、副泪腺

    C. 泪小点、泪小管、泪囊、泪腺

    D. 泪小点、泪小管、泪囊、鼻泪管

25. 球结膜下有丰富的（　　）。

    A. 神经　　　　　B. 细胞　　　　　C. 泪液　　　　　D. 血管

26. 结膜由睑结膜、球结膜和穹隆结膜三部分构成，结膜围成的囊状腔隙称为（　　）。

    A. 外眼　　　　　B. 结膜腔　　　　C. 结膜袋　　　　D. 结膜囊

27. 睑结膜内有副泪腺可分泌水和电解质，（　　）可分泌黏液。

    A. 泪腺　　　　　B. 睑板腺　　　　C. 杯状细胞　　　D. 睑缘腺

28. 角膜上皮细胞的氧供主要来自（　　）。

    A. 房水　　　　　　　　　　　　B. 泪膜

    C. 角膜缘血管网　　　　　　　　D. 空气

29. 角膜内皮细胞的氧供主要来自（　　）。

    A. 房水　　　　　　　　　　　　B. 泪膜

    C. 角膜缘血管网　　　　　　　　D. 空气

30. 房水由（　　）分泌。

    A. 睫状体　　　　B. 睫状突　　　　C. 睫状带　　　　D. 睫状肌房水

31. 房水的产生过多或排泄不足是形成（　　）的原因。

    A. 近视眼　　　　B. 远视眼　　　　C. 老视眼　　　　D. 青光眼

32. 虹膜位于（　　）的房水中。

    A. 角膜之后、巩膜之前　　　　　　B. 角膜之后、晶状体之前

    C. 角膜与晶状体后面　　　　　　　D. 晶状体之后、玻璃体之前

33. 虹膜中央圆孔称为瞳孔，其主要作用是（　　）。

    A. 控制入眼光量　　　　　　　　　B. 调节

    C. 减少入眼光量　　　　　　　　　D. 增加入眼光量

34. 晶状体无血管的营养来自（　　）。

    A. 房水　　　　　B. 悬韧带　　　　　C. 睫状肌　　　　　D. 角膜

35. 晶状体的主要作用是（　　）。

    A. 眼重要的屈光介质　　　　　　　B. 集合

    C. 维持眼内压　　　　　　　　　　D. 维持眼内组织代谢

36. 溶菌酶等抗菌成分可抑制致病微生物生长，其主要存在于泪液的（　　）。

    A. 脂质层　　　　B. 水质层　　　　C. 黏液层　　　　D. 蛋白层

37. 泪液分泌量过少使角膜接触镜上沉淀物（　　）。

    A. 增加　　　　　B. 减少　　　　　C. 维持不变　　　　D. 变性

38. 泪液脂质层是由睑板腺分泌的，其作用是（　　）。

    A. 防止泪液蒸发　　　　　　　　　B. 营养角膜表面

    C. 使泪液附着角膜表面　　　　　　D. 帮助氧代谢

39. 泪膜中间的水液层主要由（　　）分泌形成。

    A. 睑板腺　　　　　　　　　　　　B. 泪腺、副泪腺

    C. 结膜杯状细胞　　　　　　　　　D. 鼻内管

40. 在正常情况下，16 h 内分泌泪液约（　　）mL。

    A. 0.3～0.4　　　B. 0.4～0.5　　　C. 0.5～0.6　　　D. 0.6～0.7

41. 在睡眠状态下，泪液的分泌基本（　　）。

    A. 不变　　　　　B. 增加　　　　　C. 减少　　　　　D. 停止

42. 泪液酸性改变，可能导致接触镜（　　）。

    A. 焦度改变　　　B. 霉菌沉淀物　　C. 厚度改变　　　D. 胶冻块沉淀物

43. 配戴接触镜可导致镜片下的泪液渗透压降低，引起（　　）。

　　A. 视力下降　　　　　　　　　　B. 异物感

　　C. 角膜上皮水肿　　　　　　　　D. 角膜内皮退行性变

44. 泪液分泌量测定时，令被检者向（　　），5 min 后取出试纸。

　　A. 下方看　　　　B. 上方看　　　　C. 左方看　　　　D. 右方看

45. 泪液分泌量测定时，长度为（　　）mm，属于正常范围。

　　A. 5～10　　　　B. 10～20　　　　C. 10～30　　　　D. 20～40

46. 关于角膜的直径，水平径和垂直径分别为（　　）。

　　A. 10.00～11.00 mm 和 10.50～11.00 mm

　　B. 11.50～12.00 mm 和 10.50～11.00 mm

　　C. 11.25～12.25 mm 和 10.50～11.00 mm

　　D. 11.00～12.00 mm 和 11.50～12.00 mm

47. 从角膜前面测量，水平方向曲率半径和垂直方向曲率半径分别为（　　）。

　　A. 7.70 mm 和 7.80 mm　　　　　B. 7.80 mm 和 7.70 mm

　　C. 7.80 mm 和 7.80 mm　　　　　D. 7.80 mm 和 7.90 mm

48. 角膜分为 5 层，从前向后依次为（　　）。

　　A. 前弹力层、上皮细胞层、基质层、后弹力层和内皮细胞层

　　B. 上皮细胞层、基质层、前弹力层、后弹力层和内皮细胞层

　　C. 上皮细胞层、前弹力层、后弹力层、基质层和内皮细胞层

　　D. 上皮细胞层、前弹力层、基质层、后弹力层和内皮细胞层

49. 基质层占角膜厚度的（　　）。

　　A. 60%　　　　　B. 70%　　　　　C. 80%　　　　　D. 90%

50. 角膜云翳或白斑产生的主要原因是（　　）被破坏。

　　A. 上皮层　　　　　　　　　　　B. 前弹力层

　　C. 后弹力层　　　　　　　　　　D. 基质层

51. 角膜的光透射比约为（　　）。

　　A. 97%　　　　　B. 96%　　　　　C. 95%　　　　　D. 94%

52. 角膜具有（　　）的屈光力。

    A. 40 D   B. 41 D   C. 42 D   D. 43 D

53. 角膜折射率通常为（　　）。

    A. 1.406   B. 1.306   C. 1.336   D. 1.376

54. 角膜有三种感觉（　　）。

    A. 冷感觉、痛觉和触觉   B. 热感觉、痛觉和触觉

    C. 冷热觉、痛觉和痒觉   D. 冷热觉、痛觉和触觉

55. 角膜的感觉随年龄增长而（　　）。

    A. 不变   B. 越来越敏锐

    C. 越来越迟钝   D. 消失

56. 角膜云翳或白斑产生的主要原因是（　　）被破坏。

    A. 内皮细胞层   B. 角膜前弹力层

    C. 后弹力层   D. 基质层

57. 角膜上皮是复层鳞状上皮，大约每天凋亡总数的（　　）。

    A. 1/5   B. 1/6   C. 1/7   D. 1/8

58. 自动角膜曲率仪内部包括：屈光测定部分、（　　）、瞳孔距离测定部分和自动分析部分。

    A. 虹膜测定部分   B. 晶状体测定部分

    C. 房水测定部分   D. 角膜曲率测定部分

59. 自动角膜曲率仪内部包括电脑分析器、数据储存和（　　）。

    A. 屈光测定部分   B. 角膜曲率测定部分

    C. 自动分析部分   D. 打印输出部分

60. 角膜曲率仪是利用角膜（　　）来测量其曲率半径。

    A. 折射性质   B. 反射性质

    C. 发散性质   D. 汇聚性质

61. 角膜曲率的测量可了解角膜中心两个（　　）主径线上的曲率半径。

    A. 相互相切   B. 相互平行   C. 相互相交   D. 相互垂直

62. 使用角膜曲率仪时，应使十字标线位于光圈中央后再次调整（　　），使光圈确切重合。

    A. 焦距　　　　　　B. 焦平面　　　　　　C. 焦线　　　　　　D. 焦点

63. 检查者左右手分别调节左右两侧的曲率测量旋钮，一般的设计是（　　）。

    A. 左侧为左眼曲率，右侧为右眼曲率

    B. 左侧为右眼曲率，右侧为左眼曲率

    C. 左侧为垂直向曲率，右侧为水平向曲率

    D. 左侧为水平向曲率，右侧为垂直向曲率

64. 角膜曲率仪的操作要在（　　）中进行。

    A. 全明　　　　　　B. 全暗　　　　　　C. 半暗室　　　　　　D. 任何光线

65. 角膜曲率检测最好检查 3 次以上，稳定后取（　　）。

    A. 最大值　　　　　　B. 最小值　　　　　　C. 平均值　　　　　　D. 任意值

66. 接触镜眼部禁忌证是指（　　）。

    A. 副鼻窦炎　　　　　　　　　　　B. 眼睑闭合不全

    C. 个人卫生不良　　　　　　　　　D. 严重糖尿病

67. 接触镜眼部禁忌证包括（　　）。

    A. 副鼻窦炎　　　　　　　　　　　B. 个人卫生不良

    C. 慢性泪囊炎　　　　　　　　　　D. 严重糖尿病

68. 接触镜全身禁忌证是指（　　）。

    A. 慢性泪囊炎　　　　　　　　　　B. 眼睑闭合不全

    C. 慢性结膜炎　　　　　　　　　　D. 严重糖尿病

69. 接触镜全身禁忌证包括（　　）。

    A. 慢性泪囊炎　　　　　　　　　　B. 眼睑闭合不全

    C. 副鼻窦炎　　　　　　　　　　　D. 慢性结膜炎

70. 接触镜除眼部和全身禁忌证，其他禁忌证是指（　　）。

    A. 副鼻窦炎　　　　　　　　　　　B. 眼睑闭合不全

    C. 个人卫生不良　　　　　　　　　D. 严重糖尿病

屈光检查

一、判断题（将判断结果填入括号中。正确的填"√"，错误的填"×"）

1. 睫状肌麻痹剂为 M 受体阻滞剂或选择性 M 受体阻滞剂。　　　　　　　（　　　）

2. 睫状肌麻痹药物的严重不良反应包括急性的眼压升高。　　　　　　　（　　　）

3. 成人小瞳验光时，近视或远视度数与之前相比变化较大，对小瞳验光结果有怀疑时，应用阿托品散瞳验光。　　　　　　　　　　　　　　　　　　　　　　　（　　　）

4. 白内障、青光眼的患者都可以用睫状肌麻痹肌散瞳验光。　　　　　　（　　　）

5. 带状光检影镜有利于判断散光的轴位。　　　　　　　　　　　　　　（　　　）

6. 检影过程中，眼镜验光员如发现剪动现象则可以判断散光的存在。　　（　　　）

7. 散光眼检影第一步应先中和两条主子午线方向的影动。　　　　　　　（　　　）

8. 球镜中和法是散光检影的基本方法。　　　　　　　　　　　　　　　（　　　）

9. 点状光检影镜有利于散光轴位的判断。　　　　　　　　　　　　　　（　　　）

10. 眼镜验光员判断球镜焦度时，应使检影镜的光带与柱镜轴位平行。　（　　　）

11. 眼镜验光员判断柱镜焦度时，应使检影镜的光带与柱镜轴位平行。　（　　　）

12. 所加矫正镜片一样，工作距离不一样，被检者屈光度也不一样。　　（　　　）

13. 人眼检影时只会出现顺动、逆动和中和三种影动。　　　　　　　　（　　　）

14. 混合散光的眼睛检影时会出现两条平行光带向相反方向运动。　　　（　　　）

15. 若瞳孔区两条光带剪动，说明被检眼有散光。　　　　　　　　　　（　　　）

16. 1 m 的工作距离形成＋1.00 D 的远视。　　　　　　　　　　　　　（　　　）

17. 在整个检影过程中，工作距离应始终一致。　　　　　　　　　　　（　　　）

18. 患角膜炎后多导致不规则散光。　　　　　　　　　　　　　　　　（　　　）

19. 规则散光柱镜轴与柱镜的屈光力互相平行。　　　　　　　　　　　（　　　）

20. 散光轴位与其焦线平行。　　　　　　　　　　　　　　　　　　　（　　　）

21. 散光盘是精确判断有无散光、散光轴位和散光度数的一种常用的主观验光工具。

　　　　　　　　　　　　　　　　　　　　　　　　　　　　　　　（　　　）

22. 散光盘测试时，散光眼看不同方向的线条清晰度会有区别。　　（　　）

23. 散光盘测试之初，眼镜验光员必须去掉所有柱镜。　　（　　）

24. 散光盘所测散光仅指规则散光。　　（　　）

25. 散光盘测试中出现多条清晰标线时，眼镜验光员应把散光轴位放置在较小的钟点数上。　　（　　）

26. 裂隙片能精确判定散光的轴位和度数。　　（　　）

27. 裂隙片从 0°～180° 旋转一周后，没发现有清晰与模糊之分，则可判断无散光。　　（　　）

28. 裂隙片的检查不适用于圆锥角膜患者。　　（　　）

29. 裂隙片确定柱镜焦度时，应先加负镜再加正镜。　　（　　）

30. 交叉柱镜是由两片度数相同、符号相同、轴位互相垂直的柱镜联合构成的。（　　）

31. 交叉柱镜检测时，向翻转手轮方向移位时，焦力越来越大。　　（　　）

32. 交叉柱镜检测时应先精确散光的度数。　　（　　）

33. 试片箱试片时，交叉柱镜检测应在被检眼接近零调节最佳视力状态下进行。（　　）

34. 如柱镜试片的轴向正确，则交叉柱镜翻转两面时，两面的清晰度不一样。（　　）

35. 如柱镜试片轴向有误，则交替翻转时，两面的清晰度不一样。　　（　　）

36. 柱镜试片轴位判定时，如没有清晰度相等时的轴向，在 5° 的范围内反复时，则取接近水平或垂直方向的轴向。　　（　　）

37. 眼镜验光员精调柱镜试片的焦度时，应使交叉柱镜的红点或白点与柱镜试片的轴向一致。　　（　　）

38. 当柱镜增加 0.50 D 时，球镜不需调整。　　（　　）

39. 使用综合验光仪时，若清晰面为交叉柱镜红点与柱镜试片的轴向重合，证明原柱镜试片过矫。　　（　　）

40. 当柱镜增加 0.50 D 时，为保证最小弥散圈在视网膜上，球镜应减少 0.50 D。　　（　　）

41. 柱镜试片欠矫 0.50 D，球镜增加 0.50 D。　　（　　）

42. 过矫先减柱镜。　　（　　）

43. 欠矫先减柱镜。 （　　）

44. 幼年即有的屈光参差属于遗传性的屈光参差。 （　　）

45. 一眼为＋1.00 D，另一眼为＋5.00 D，属单纯远视性屈光参差。 （　　）

46. 屈光参差 1.00 D，双眼影像相差 4%。 （　　）

47. 一眼弱视的屈光参差者，常采用交替注视。 （　　）

48. 对于具有双眼单视功能的屈光参差者，在配镜时应尽可能地达到双眼最佳矫正视力，以维持良好的双眼视功能。 （　　）

49. 双眼屈光参差最好的矫正方法是配戴框架眼镜。 （　　）

50. 顶焦度计由聚集系统和观察系统组成。 （　　）

51. 手动焦度计在测量时需要人工调焦，即调节到十字像清晰。 （　　）

52. 自动焦度计的四个对称点光源始终同时发光。 （　　）

53. 手动和自动焦度计的结构不同，但是测量原理相同。 （　　）

54. 进行手动顶焦度计的测量时，测试者屈光不正应全部矫正。 （　　）

55. 自动顶焦度测量分值选择 0.01。 （　　）

56. 测量眼镜片顶焦度偏差应以国家标准 GB 10810.1 中表 1 为准。 （　　）

57. 球面、非球面及散光镜片的顶焦度，满足每子午面顶焦度允差或柱镜顶焦度允差之一即可。 （　　）

58. 硬性角膜接触镜后顶焦度标称小于 10.00 D，允差±0.25 D。 （　　）

59. 通过三棱镜观察物体，发觉视物向尖端移位。 （　　）

60. 偏向角的度数也可以衡量棱镜度。 （　　）

61. 手动焦度计的视场中标记十字中心与视场中心的偏离量就是棱镜度。 （　　）

62. 焦度计测量含有棱镜度镜片时，要将标称棱镜度按其基向分为水平和垂直分量。 （　　）

63. 光学中心垂直互差是 GB 13511 中的一项重要检测项目。 （　　）

二、单项选择题（选择一个正确的答案，将相应的字母填入题内的括号中）

1. 年龄小于 8 岁且有眼位偏斜的儿童，睫状肌麻痹验光首选的药物是（　　）。

　　A. 1% 毛果芸香碱　　　　　　　　B. 1% 阿托品

  C. 托品酰胺　　　　　　　　　　D. 丁卡因

2. 下列说法正确的是（　　）。

  A. 阿托品是对睫状肌作用最弱的药物

  B. 托品酰胺用于验光时，一般点 3 天

  C. 阿托品散瞳 2～3 周恢复，会影响工作和学习

  D. 阿托品用于验光时，点 2～4 次，每隔 5 min 一次，最后一次点完 20 min 后进行验光

3. 使用睫状肌麻痹剂后不可能出现的情况是（　　）。

  A. 瞳孔对光反射存在　　　　　　B. 瞳孔对光反射消失

  C. 视物模糊　　　　　　　　　　D. 畏光

4. 使用睫状肌麻痹剂后出现轻微不良反应后，正确做法是（　　）。

  A. 无须处理　　　　　　　　　　B. 适当多喝热水

  C. 平躺休息　　　　　　　　　　D. 立即送医院

5. （　　）宜首选快速散瞳剂验光。

  A. 8 岁以下的初诊儿童　　　　　B. 屈光手术的术前检查

  C. 有眼位偏斜的儿童　　　　　　D. 怀疑有调节紧张或痉挛者

6. （　　）宜首选阿托品散瞳验光。

  A. 成人初诊，视觉疲劳症状明显

  B. 屈光手术的术前检查

  C. 8 岁以下有眼位偏斜的儿童

  D. 有中央区的屈光间质混浊，小瞳下很难验出确切度数

7. 下列选项中，对睫状肌麻痹检影验光叙述正确的是（　　）。

  A. 需要瞳孔缩小后进行小瞳复验

  B. 睫状肌麻痹后因去除调节，检影结果准确，无须小瞳复验

  C. 会损害视力，不能经常使用

  D. 睫状肌麻痹检影验光适合所有人

8. 阿托品散瞳验光的最大缺点是（　　）。

  A. 损害视力　　　　　　　　　　B. 滴药麻烦

C. 调节不完全放松   D. 瞳孔恢复时间太长，影响学习

9. 调检影镜的 （ ） 可改变光带的方向。

     A. 旋转坏   B. 推板   C. 灯泡   D. 窥孔

10. 检影镜的光带应与检影镜移动方向 （ ）。

     A. 水平   B. 垂直   C. 保持 45°   D. 保持 60°

11. 在检影中两条主子午线上的中和点不同，表明屈光状态为 （ ）。

     A. 近视   B. 远视   C. 散光   D. 老光

12. 下列现象中，不能判断散光存在的是 （ ）。

     A. 剪动现象   B. 厚度现象

     C. 破裂现象   D. 中央和周边影动不一致

13. 一致性移动是指带状光投射光和视网膜反光 （ ）。

     A. 垂直   B. 水平   C. 顺动   D. 逆动

14. 散光眼检影时，如一个方向逆动，另一个方向顺动，最好应 （ ）。

     A. 先用球镜中和逆动方向的主子午线

     B. 先用球镜中和顺动方向的主子午线

     C. 先用球镜中和顺动或逆动方向子午线都可

     D. 先用正柱镜中和逆动方向子午线

15. 带状光检影时，如果两个方向都是顺动，应先中和 （ ）。

     A. 影动速度慢的   B. 影动速动快的

     C. 任意两者之一均可   D. 视情况而定

16. 检影时，如果两个方向都是顺动，应先中和影动速度慢的，（ ）。

     A. 预期所用正镜度数较高的方向

     B. 预期所用正镜度数较低的方向

     C. 预期所用负镜度数较高的方向

     D. 预期所用负镜度数较低的方向

17. 对于散光眼来说，当反光变得细亮时则可确定 （ ）。

     A. 近视度数   B. 远视度数   C. 散光度数   D. 散光轴向

18. 当发现被检眼瞳孔区反光带与检影镜光带方向不相同，旋转检影镜的光带，使其与被检眼的反光带方向（　　），此时光带的方向为散光眼的其中一条主子午线方向。

　　A. 垂直　　　　　B. 成 45°　　　　　C. 平行　　　　　D. 成 135°

19. 在 67 m 处检影，被检眼为 +2.00 DS/−1.25 DC×15，若要判断球镜焦度，则应（　　）。

　　A. 将检影镜光带沿 105°方向移动

　　B. 将检影镜光带沿 15°方向移动

　　C. 将检影镜光带在 105°轴向移动

　　D. 以上选项均可以

20. 在 50 m 处检影，如确定散光轴位为 80°后，检影镜沿 80°移动后，加 −3.00 DS 中和，检影镜沿 170°移动后，又加 −1.25 DS 中和，则球镜焦度为（　　）。

　　A. −3.00 DS　　　B. −5.00 DS　　　C. −1.25 DS　　　D. −3.25 DS

21. 在 50 m 处检影，如确定散光轴位为 80°后，检影镜沿 80°移动后，加 −3.00 DS 中和，检影镜沿 170°移动后，又加 −1.25 DS 中和，则柱镜焦度为（　　）。

　　A. −3.00 DC　　　B. −1.75 DC　　　C. −1.25 DC　　　D. −3.25 DC

22. 在 67 m 处检影，被检眼为 +2.00 DS/−1.25 DC×15，若要判断柱镜焦度，则应（　　）。

　　A. 将检影镜沿 105°方向移动　　　　B. 将检影镜沿 15°方向移动

　　C. 将检影镜光带在 15°轴向移动　　　D. 以上选项均可以

23. 在 5 m 处检影，如确定散光轴位为 45°后，检影镜沿 45°移动后，加 −1.50 DS 中和，检影镜沿 135°移动后，又加 −1.25 DS 中和，则球柱焦度及轴向为（　　）。

　　A. −1.50 DS/−1.25 DC×45　　　　B. −3.50 DS/−1.25 DC×45

　　C. −3.50 DS/−1.50 DC×45　　　　D. −1.25 DS/−1.50 DC×45

24. 检影距离为 0.67，映光各个方向为顺动，加 +1.25 DS 镜片后，垂直方向移动检影镜，映光不动，水平方向移动检影镜，映光顺动，加 +0.75 DS 中和，检影结果为（　　）。

　　A. +1.25 DS/+0.75 DC×90　　　　B. +1.25 DS/−0.50 DC×90

　　C. −0.25 DS/−0.50 DC×90　　　　D. −0.25 DS/+0.75 DC×90

25. 检影过程中，中央和周边影动不一致时，应以（　　）为准进行检影。

    A. 周边影动　　　　B. 中央影动　　　　C. 影动速率　　　　D. 影动亮度

26. 以下会出现影动不一致的情况是（　　）。

    A. 角膜外伤　　　　B. 近视　　　　C. 远视　　　　D. 混合散光

27. 剪动影经常出现在被测眼（　　）。

    A. 近视　　　　B. 屈光间质混浊　　　C. 远视　　　　D. 混合散光

28. 瞳孔区出现两条平行光带向相反方向运动时，中和点选择（　　）。

    A. 顺动占优势

    B. 不动影动

    C. 两条光带在瞳孔中央部会合的状态

    D. 逆动占优势

29. 检影时出现剪动，则其中的一条子午线应（　　）。

    A. 在其中一条光带上　　　　　　B. 在两条光带夹角的平分线

    C. 不能确定　　　　　　　　　　D. 与其中一条光带垂直

30. 在检影过程中，不会出现剪动的是（　　）。

    A. $-2.00\,DS/-0.75\,DC\times75$　　　B. $+2.00\,DS/-0.75\,DC\times75$

    C. $-2.00\,DS$　　　　　　　　　　D. $-1.75\,DC\times75$

31. 1 m 的工作距离形成（　　）。

    A. $+1.00\,D$ 的远视　　　　　　B. $-1.00\,D$ 的近视

    C. $+2.00\,D$ 的远视　　　　　　D. $-2.00\,D$ 的近视

32. 如无工作镜检影时，反射光为顺动，则（　　）。

    A. 远视　　　　　　　　　　　　B. 正视

    C. 近视$<1/$工作距离　　　　　D. 以上都有可能

33. 在 67 m 检影时，15°方向上发现反射光带最细最亮，光带在 15°时加到$+2.25$影动不动，光带在 105°时加到$+3.00$时影动不动，则检影结果为（　　）。

    A. $+0.75\,DS/+0.75\,DC\times15$　　　B. $+1.25\,DS/+0.75\,DC\times15$

    C. $+1.25\,DS/+0.75\,DC\times105$　　D. $+0.75\,DS/+0.75\,DC\times105$

34. 在 67 m 检影时，105°方向上发现反射光带最细最亮，检影镜沿 15°移动时加到
+2.25 影动不动，检影镜沿 105°时加到+3.00 时影动不动，则检影结果为 （ 　 ）。

    A. +0.75 DS/+0.75 DC×15　　　　B. +1.25 DS/+0.75 DC×15

    C. +1.25 DS/+0.75 DC×105　　　　D. +0.75 DS/+0.75 DC×105

35. 平行光线经过散光眼在视网膜上形成 （ 　 ）。

    A. 一个焦点

    B. 一个焦线

    C. 两条焦线

    D. 两条焦线，在两条焦线间为一系列椭圆形光学切面

36. 老年性白内障时的散光为 （ 　 ） 所致。

    A. 曲率性原因　　　　　　　　　　B. 屈光指数性原因

    C. 屈光系统成分位置偏斜原因　　　D. 不规则散光

37. 强主子午线位于垂直方向的散光是 （ 　 ）。

    A. 不规则散光　　B. 斜规散光　　C. 逆规散光　　D. 顺规散光

38. 最大屈光力子午线和最小屈光力子午线互相垂直者，称 （ 　 ）。

    A. 不规则散光　　B. 混合性散光　　C. 单纯性散光　　D. 规则散光

39. 单纯性近视散光为−1.00×180 的患眼，看散光表时，感觉 （ 　 ） 方向上的线清晰。

    A. 水平　　　　　　　　　　　　　B. 30°

    C. 垂直　　　　　　　　　　　　　D. 视屈光性质而定

40. 一条子午线聚焦在视网膜前，另一条聚焦在视网膜之后，该散光为 （ 　 ）。

    A. 混合性散光　　　　　　　　　　B. 复性近视性散光

    C. 单纯性远视性散光　　　　　　　D. 复性远视性散光

41. 散光盘大致可判定散光 （ 　 ）。

    A. 精确轴位　　B. 精确度数　　C. 性质　　　　D. 轴位

42. 散光盘是由 （ 　 ） 组成的。

    A. 12 条或 24 条放射状，不均匀分布的线条

    B. 6 条或 12 条放射状，不均匀分布的线条

C. 12 条或 24 条放射状，均匀分布的线条

D. 6 条或 12 条放射状，均匀分布的线条

43. 如患者感觉 2—8 点线条最清晰，可以初步判定散光轴向为（ ）。

   A. 30°   B. 45°   C. 60°   D. 75°

44. 散光盘应用中，（ ）的原则确定散光轴位。

   A. 用清晰线条对应的较小钟点乘以 60

   B. 用清晰线条对应的较小钟点乘以 30

   C. 用清晰线条对应的较大钟点乘以 60

   D. 用清晰线条对应的较大钟点乘以 30

45. 患者 14 岁，双眼视力为 0.2，针孔镜视力为 1.0，用负镜镜片插片只能矫正到 0.7，下一步应检查的项目为（ ）。

   A. 红绿平衡   B. 散光盘

   C. 远交叉视标检测   D. 远雾视

46. 轴位确定后，在相应位置上加散光片至（ ），则散光度数确定。

   A. 继续有线条变深   B. 继续有线条变浅

   C. 各方向线条均匀一致   D. 各方向线条不均匀一致

47. 看到散光盘 3—9 点钟标线清晰，证明入眼光线（ ）焦线更接近视网膜。

   A. 垂直   B. 水平   C. 30°轴   D. 视屈光性质而定

48. 散光表检测时，判断柱镜轴位采用（ ）。

   A. 乘 45 规则   B. 垂直原则

   C. 对称互换规则   D. 乘 15 规则

49. 散光盘所验的散光度数并非精确结果，应用（ ）精调。

   A. 裂隙片法   B. 交叉柱镜   C. 远交叉视标   D. 红绿试验

50. 散光盘测试时，看到散光盘 1—7 点钟标线清晰，轴位应置于（ ）标线。

   A. 1 点钟   B. 2 点钟   C. 3 点钟   D. 4 点钟

51. 用裂隙片测散光时，必须先加（ ），寻找清晰位。

   A. 正柱镜   B. 负柱镜   C. 正球镜   D. 负球镜

52. 能作为裂隙片的裂隙宽度是（　　　）mm。

　　A. 0.5　　　　　B. 1.5　　　　　C. 2　　　　　　D. 2.5

53. 裂隙片从 0°～180°旋转一周后，清晰位置在 90°，则可判断（　　　）。

　　A. 散光的轴位在 90°　　　　　　　B. 散光的轴位在 180°

　　C. 散光的轴位在 90°或 180°　　　　D. 以上都不对

54. 裂隙片从 0°～180°旋转一周后，清晰位置在 45°，则可判断（　　　）。

　　A. 散光的轴位在 45°　　　　　　　B. 散光的轴位在 135°

　　C. 散光的轴位在 45°或 135°　　　　D. 以上都不对

55. 使用裂隙片时，清晰位球镜的确定标准为（　　　）。

　　A. 0.2　　　　　B. 0.3　　　　　C. 0.5　　　　　D. 0.8

56. 使用裂隙片检测时，以（　　　）确定球镜度数。

　　A. 最佳视力后雾视＋0.75 D　　　　B. 最佳视力

　　C. 最佳视力后雾视＋1.50 D　　　　D. 视力达到 0.3 时的球镜度数

57. 当裂隙片放置 180°时，被检眼需要＋1.00 D 球镜来矫正清晰，裂隙片放置 90°时，需要－1.00 D 来矫正清晰，则该被检眼的屈光度为（　　　）。

　　A. ＋1.00 DS/－1.00 DC×90　　　　B. ＋1.00 DS/－1.00 DC×180

　　C. ＋1.00 DS/－2.00 DC×90　　　　D. ＋1.00 DS/－2.00 DC×180

58. 患眼为－1.25 DS/－0.75 DC×45，用裂隙片检查 45°轴向时，加（　　　）清晰。

　　A. －1.25 DS　　B. －0.75 DS　　C. －2.00 DS　　D. －0.50 DS

59. 综合验光仪上的交叉柱镜是（　　　）。

　　A. ±1.00 D　　B. ±0.75 D　　　C. ±0.50 D　　　D. ±0.25 D

60. 交叉柱镜手柄的位置位于（　　　）。

　　A. 任意一个位置　　　　　　　　　B. "＋"与 "－" 两标志的正中

　　C. 镜面标志 "－"　　　　　　　　　D. 镜面标志 "＋"

61. 交叉柱镜的负轴位可显示（　　　）。

　　A. 最大负焦力　　　　　　　　　　B. 最小负焦力

　　C. 最大正焦力　　　　　　　　　　D. 最小正焦力

62. 交叉柱镜上与"+"成 45°直线上的屈光力（　　）。

    A. 大于 0 D   B. 小于 0 D   C. 等于 0 D   D. +0.25 D

63. 交叉柱镜检查时通常使用（　　）。

    A. 斑点视标   B. 红绿视标   C. 远交叉视标   D. 0.5 视标

64. 交叉柱镜每翻转一个位置应停留时间为（　　）。

    A. 1 min   B. 30 s   C. 2～5 s   D. 1 s

65. 交叉柱镜检查应在（　　）检查后进行。

    A. 远雾视   B. 第一次红绿试验

    C. 第二次红绿试验   D. 检影

66. 交叉柱镜精调散光时应先（　　）。

    A. 精确散光度数   B. 精确散光轴位

    C. 精确轴位或度数均可   D. 视散光的度数和轴位而定

67. 当翻转交叉柱镜手轮与柱镜试片的轴线对齐，翻转两面后，若被检者感觉两面清晰度相同，证明（　　）。

    A. 柱镜试片轴向有误   B. 柱镜试片轴向正确

    C. 最小弥散圈落在视网膜前   D. 最小弥散圈落在视网膜后

68. 柱镜试片轴位正确时，所形成的焦线距（　　）。

    A. 不等

    B. 相等

    C. 不能确定，视被检眼散光度数而定

    D. 不能确定，视交叉柱镜的度数而定

69. 如被检者在使用交叉柱镜前的矫正视力低于 0.5，可考虑使用（　　）的交叉柱镜。

    A. ±0.25 D   B. ±0.50 D   C. ±0.75 D   D. ±1.00 D

70. 用综合验光仪检查近视散光的轴向时，若柱镜试片轴向有误，其轴向应向交叉柱镜轴向的（　　）方向调整。

    A. 白点   B. 红点   C. 翻转轴   D. 正柱镜轴向

71. 用综合验光仪确定柱镜试片轴位时，如柱镜试片大于 1.00 D，则每次柱镜轴位调整量为（　　）。

    A. 5°   B. 10°   C. 15°   D. 20°

72. 用综合验光仪确定柱镜试片轴位时，如柱镜试片小于 1.00 D，则每次柱镜轴位调整量为（　　）。

    A. 5°   B. 10°   C. 15°   D. 20°

73. 如柱镜试片的度数和被检眼的散光度数不相同，则翻转两面（　　）。

    A. 清晰度相同

    B. 清晰度不同

    C. 不能确定，视被检眼散光度数而定

    D. 不能确定，视交叉柱镜的度数而定

74. 如翻转两面没有清晰度相同的度数，而是在 0.25 D 范围内反复，则应（　　）。

    A. 取较大值

    B. 取较小值

    C. 不能确定，视被检眼散光度数而定

    D. 不能确定，视交叉柱镜的度数而定

75. 使用综合验光仪时，若交叉柱镜的负轴与柱镜试片的轴向一致，被检查者感觉清晰，说明原试片柱镜屈光度（　　）。

    A. 适量   B. 过矫大于 -0.25 D

    C. 欠矫大于 -0.25 D   D. 欠矫 -0.25 D

76. 使用综合验光仪时，若交叉柱镜的正轴与负柱镜轴向一致，被检查者感觉清晰，则眼镜验光员第一步（　　）。

    A. 应加 -0.25 DC   B. 应加 -0.50 DC

    C. 应减 $+0.25$ DC   D. 应减 -0.50 DC

77. 使用综合验光仪时，若交叉柱镜的负轴与负柱镜轴向一致，被检查者感觉清晰，则证实（　　）。

    A. 原柱镜试镜欠矫

    B. 原柱镜试片过矫

C. 应加+0.25 DC，直到两面一样清晰

D. 应加+0.50 DC，直到两面一样清晰

78. 使用综合验光仪时，若交叉柱镜的正轴向与负柱镜轴向一致，被检查者感觉清晰，则证实（   ）。

    A. 原柱镜试镜欠矫

    B. 原柱镜试片过矫

    C. 应加−0.25 DC，直到两面一样清晰

    D. 应加−0.50 DC，直到两面一样清晰

79. 当柱镜减少 0.50 DC 时，球镜需（   ）调整。

    A. 减少 0.50 DS   B. 减少 0.25 DS

    C. 增加 0.50 DS   D. 增加 0.25 DS

80. 当柱镜增加 0.50 DC 时，球镜应减少 0.25 DS 调整，这是为保证（   ）。

    A. 形成最小弥散圈

    B. 最小弥散圈在视网膜前

    C. 最小弥散圈在视网膜上

    D. 最小弥散圈在视网膜后

81. 使用综合验光仪时，患者测试为−1.00 DS/−1.00 DC×180，进行交叉柱镜测试后，柱镜欠矫应加 0.50 DC，则通过调整后，综合验光仪上显示为（   ）。

    A. −0.75 DS/−1.50 DC×180   B. −1.25 DS/−1.50 DC×180

    C. −1.00 DS/−1.50 DC×180   D. −0.75 DS/−1.50 DC×90

82. 当柱镜增加 0.50 DC 时，球镜需（   ）调整。

    A. 减少 0.50 DS   B. 减少 0.25 DS

    C. 增加 0.50 DS   D. 增加 0.25 DS

83. 柱镜试片焦度过矫 0.25 DC 的调整，应先（   ）。

    A. 减−0.25 DC   B. 减−0.25 DS

    C. 加+0.12 DS   D. 加+0.25 DS

84. 柱镜试片焦度过矫 0.25 DC 的调整，应（   ）。

A. 球镜先加+0.12 DS，柱镜再加−0.25 DC

B. 柱镜先减−0.25 DC，球镜加+0.12 DS，球镜再加−0.25 DS

C. 柱镜先减−0.25 DC，球镜再加−0.25 DS

D. 球镜先加+0.25 DS，柱镜再减−0.25 DC

85. 如−4.75 DS/−1.25 DC×180，柱镜欠矫等于−0.25 DC，应先调整为（　　）。

    A. −4.63 DS/−1.25 DC×180　　　　B. −4.75 DS/−1.00 DC×180

    C. −4.75 DS/−1.00 DC×90　　　　　D. −4.63 DS/−1.25 DC×90

86. 柱镜试片焦度过矫0.25 DC的调整，应（　　）。

    A. 球镜先加+0.12 D，柱镜再加−0.25 D

    B. 柱镜先减−0.25 D，球镜加+0.12 D，球镜再加−0.25 D

    C. 柱镜先减−0.25 D，球镜再加−0.25 D

    D. 球镜先加+0.25 D，柱镜再减−0.25 D

87. 先天性青光眼、先天性白内障、先天性眼睑下垂的屈光参差都属于（　　）因素。

    A. 发育性　　　　B. 遗传性　　　　C. 发育不良　　　　D. 获得性

88. 两眼屈光参差，戴框架眼镜矫正时，双眼视网膜上的成像大小像差超过（　　）就会发生双眼融像困难。

    A. 10%　　　　B. 5%　　　　C. 2%　　　　D. 1%

89. 一眼的等效球镜为远视，另一眼的等效球镜为近视且相差达到1.00或以上者为（　　）。

    A. 复性近视性参差　　　　　　B. 复性远视性参差

    C. 单纯性近视性参差　　　　　D. 混合性参差

90. 高度屈光参差应为双眼等效球镜相差（　　）。

    A. 小于2.00 D　　　　　　　　B. 2.25 D~6.00 D

    C. 大于6.00 D　　　　　　　　D. 大于8.00 D

91. 屈光参差2.00，双眼影像相差（　　）。

    A. 1%　　　　B. 2%　　　　C. 3%　　　　D. 4%

92. 双眼能耐受最大的影像不等为（　　）。

A. 5%　　　　　B. 2%　　　　　C. 3%　　　　　D. 4%

93. 一眼为正视，一眼为−3.00，该患者会出现（　　）。

　　A. 视觉疲劳　　　　　　　　　B. 持续性的单眼抑制

　　C. 弱视　　　　　　　　　　　D. 交替抑制

94. 一眼为正视，一眼为+7.00，该患者会出现（　　）。

　　A. 视觉疲劳　　　　　　　　　B. 持续性的单眼抑制

　　C. 复视　　　　　　　　　　　D. 交替抑制

95. 两眼屈光参差相差在3.00以下，配镜时可（　　）。

　　A. 不全矫正　　　B. 适当矫正　　　C. 全部矫正　　　D. 不需矫正

96. 儿童远视性屈光参差合并弱视者治疗原则是（　　）。

　　A. 对较高眼不全矫正　　　　　B. 尽早发现尽早治疗

　　C. 视患者耐受情况，适当矫正　　D. 不需要矫正

97. 双眼屈光参差最好的矫正方法是（　　）。

　　A. 框架眼镜　　　B. 戴等效镜　　　C. 屈光手术　　　D. 角膜接触镜

98. 8岁儿童右眼−4.00DS，左眼−1.00DS，首选的矫正方法是（　　）。

　　A. 框架眼镜　　　B. 戴等效镜　　　C. 屈光手术　　　D. 角膜接触镜

99. 望远式焦度计属于（　　）。

　　A. 自动焦度计　　　　　　　　B. 手动焦度计

　　C. 直视式焦度计　　　　　　　D. 投影式焦度计

100. 手动焦度计有（　　）个物镜。

　　A. 1　　　　　　B. 2　　　　　　C. 3　　　　　　D. 4

101. 使用焦度计时，测试样品放在（　　）。

　　A. 物镜2和目镜之间　　　　　B. 物镜1和物镜2之间

　　C. 物镜1和视标之间　　　　　D. 光源和视标之间

102. 视标能沿光轴（　　）。

　　A. 前后移动　　　B. 上下移动　　　C. 左右移动　　　D. 不移动

103. 自动焦度计的四个对称光点处于（　　）。

A. 物镜 1 和物镜 2 之间　　　　B. 聚光镜的焦面上

C. 物镜 1 和视标之间　　　　　D. 反光镜和视标之间

104. 球镜顶焦度测量时，应（　　　）。

　　A. 镜片凸面朝下　　　　　　B. 镜片凹面朝下

　　C. 镜片凸或凹面朝下都行　　D. 视屈光度而定

105. 顶焦度计不能用于测量眼镜镜片的（　　　）。

　　A. 棱镜度　　　　　　　　　B. 柱镜轴位

　　C. 棱镜基底去向　　　　　　D. 折射率

106. 顶焦度测量原理都是间接测量，即（　　　）。

　　A. 通过长度测量后换算成焦度测量

　　B. 通过十字线宽度测量后换算成焦度测量

　　C. 通过长度测量后换算成后顶焦度测量

　　D. 通过长度测量后换算成前顶焦度测量

107. 使用手动顶焦计测量时，第一步应（　　　）。

　　A. 放置测试镜片

　　B. 目镜调焦

　　C. 预先确定仪器的零位误差

　　D. 检查目镜十字线与十字标记像是否存在视差

108. 焦度计光标像不成正交，证实被测镜片为（　　　）。

　　A. 球镜片　　　B. 球柱镜片　　　C. 棱镜片　　　D. 双斜柱镜

109. 顶焦度计中有（　　　）分划板。

　　A. 一块　　　　B. 两块　　　　　C. 三块　　　　D. 四块

110. 矫正屈光不正，一般是以镜片的（　　　）为基准，使其与人眼的远点相一致，所以，应以镜片的后顶焦度作为衡量镜片的重要参数。

　　A. 几何中心点　　　　　　　B. 前顶点

　　C. 光学中心点　　　　　　　D. 后顶点

111. 镜片的尖边角应为（　　　）

A. 120°±10°　　B. 110°　　　　C. 110°±10°　　D. 100°±10°

112. 金属架锁紧块的间隙不大于（　　）mm。

A. 0.4　　　　B. 0.6　　　　C. 0.5　　　　D. 0.7

113. 球镜顶焦度标称 6.00 DS～9.00 DS，允差为（　　）。

A. ±0.08 D　　B. ±0.12 D　　C. ±0.18 D　　D. ±0.25 D

114. 球镜顶焦度标称 9.00～12.00 DS，柱镜顶焦度标称 0.75 DC～4.00 DC，允差为（　　）。

A. ±0.08 D　　B. ±0.12 D　　C. ±0.18 D　　D. ±0.25 D

115. 硬性角膜接触镜后顶焦度标称大于 20.00 D，允差为（　　）。

A. ±0.25 D　　B. ±0.50 D　　C. ±0.75 D　　D. ±1.00 D

116. 软性亲水接触镜后顶焦度标称−2.00 D～2.00 D，允差为（　　）。

A. ±0.08 D　　B. ±0.12 D　　C. ±0.18 D　　D. ±0.25 D

117. 能改变光束方向，不改变聚散度的是（　　）。

A. 凸透镜　　　B. 凹透镜　　　C. 柱面镜　　　D. 三棱镜

118. 发散光束通过三棱镜后，会变成（　　）。

A. 平行光束　　B. 会聚光束　　C. 发散光束　　D. 视顶角的夹角而定

119. 下列选项中，有关棱镜的顶角度叙述正确的是（　　）。

A. 顶角越小，屈光作用越强

B. 棱镜的偏向程度仅和顶角成正比

C. 棱镜偏向程度和材料的折射率无关

D. 眼科应用的棱镜中，顶角很少超过 15°

120. 对于同一个三棱镜，出射光线离棱镜的距离越大，其偏离的距离（　　）。

A. 越大　　　　B. 不变　　　　C. 越小　　　　D. 不一定

121. −2.00 DS/+4.00 DC×180 在 30°方向上的等效焦度为（　　）。

A. −1.00 D　　B. −1.25 D　　C. −1.50 D　　D. −0.75 D

122. 用焦度计测量镜片时，把镜片后表面放在焦度计支座上对中，如果被测镜片是设计棱镜度为零的单光镜片，应在镜片的（　　）处测量。

A. 光学中心　　　　B. 前表面　　　　C. 后表面　　　　D. 几何中心

123. 用焦度计测量含有棱镜度镜片时，要将标称棱镜度按其基向分为水平和垂直分量，再以（　　）为准，将测得的棱镜度分解为水平和垂直分量。

A. 镜片光学中心线　　　　　　B. 工作水平线

C. 镜架几何中心线　　　　　　D. 远用瞳距

124. 用焦度计测量含有棱镜度镜片时，要将标称棱镜度按其（　　）分为水平和垂直分量。

A. 十字线　　　B. 方向　　　　C. 基向　　　　D. 顶

125. 顶焦度为 $+0.50/-2.50\times20$，标称棱镜度不超过 $2.00^{\triangle}$，其水平棱镜为（　　）。

A. $\pm0.45^{\triangle}$　　B. $\pm0.25^{\triangle}$　　C. $\pm0.30^{\triangle}$　　D. $\pm0.35^{\triangle}$

126. 顶焦度为 $+0.50/-2.50\times20$，标称棱镜度不超过 $2.00^{\triangle}$，其垂直棱镜为（　　）。

A. $\pm0.45^{\triangle}$　　B. $\pm0.25^{\triangle}$　　C. $\pm0.30^{\triangle}$　　D. $\pm0.35^{\triangle}$

验配角膜接触镜

一、判断题（将判断结果填入括号中。正确的填"√"，错误的填"×"）

1. 通常透明的角膜接触镜材料的透光率为 $92\%\sim98\%$。　　　　　　（　　）

2. 软性角膜接触镜材料的折射率与其含水量成正比。　　　　　　　（　　）

3. 通常用材料的强度来评估角膜接触镜使用的耐久性。　　　　　　（　　）

4. 弹性模量越高的角膜接触镜成形越差，不利于操作。　　　　　　（　　）

5. 软性角膜接触镜镜片的可塑性比硬性角膜接触镜（RGP）镜片大。（　　）

6. 角膜接触镜的相对密度是在一定温度下的空气中，相同体积的镜片材料与水的质量的比例。　　　　　　　　　　　　　　　　　　　　　　　　　（　　）

7. 角膜接触镜材料中所含的水分以各种形式存在于聚合物中，包括结合水、中间水和自由水。　　　　　　　　　　　　　　　　　　　　　　　　　（　　）

8. 亲水性软性角膜接触镜材料的湿润角一般为 60°。　　　　　　（　　）

9. 软性角膜接触镜镜片材料的极性越强，越容易吸附泪液中的沉淀物。（　　）

10. 软性角膜接触镜镜片的透氧性与其含水量成正比，与其厚度成反比。　　（　　）

11. 软性角膜接触镜是由塑胶聚合物材料制成的。　　（　　）

12. 水凝胶混合材料是以 PHEMA（聚甲基丙烯酸羟乙酯）为基质，加入其他辅料的水凝胶材料。　　（　　）

13. 孕期严禁配戴角膜接触镜。　　（　　）

14. 角膜接触镜的材料特性包括含水量和离子性。　　（　　）

15. 美国 FDA 标准中的低含水量软性角膜接触镜材料，是指含水量小于 30％的材料。　　（　　）

16. 软性角膜接触镜的设计直接关系到镜片的性能和临床验配。　　（　　）

17. 软性角膜接触镜材料的内曲面可以是球面设计或非球面设计。　　（　　）

18. 角膜接触镜几何中心区起屈光作用的部分称为中央光学区。　　（　　）

19. 软性角膜接触镜配戴的松紧度与镜片基弧有关，与直径大小没有关系。　　（　　）

20. 软性角膜接触镜的基弧设计要比角膜前表面的曲率半径大 0.4～0.8 mm。　　（　　）

21. 软性角膜接触镜镜片的矢深仅仅与镜片直径大小有关系。　　（　　）

22. 为适应角膜前表面的形态，软性角膜接触镜在设计时自中心至周边各弧面曲率半径依次增大。　　（　　）

23. 角膜接触镜前表面应是凹面。　　（　　）

24. 软性角膜接触镜材料的屈光度主要取决于镜片前表面曲率设计。　　（　　）

25. 软性角膜接触镜镜片的厚度越薄，透氧性能越佳。　　（　　）

26. 软性角膜接触镜材料的边缘是指镜片内外曲面的几何界区。　　（　　）

27. 影响镜片设计的关键因素是边缘设计。　　（　　）

28. 旋转成形工艺生产的软性角膜接触镜后曲面为非球面设计，恰能适应人眼角膜的形态，容易配戴成功。　　（　　）

29. 切削成形工艺生产的软性角膜接触镜弹性模量较小，不利于操作。　　（　　）

30. 铸模成形工艺制作角膜接触镜生产效率高，可重复性好，利于大批量生产。　　（　　）

31. 综合成形工艺制作角膜接触镜生产效率高，成本低。　　（　　）

32. 软性角膜接触镜生产的后期工艺包括固化、萃取、灭菌、品控。　　（　　）

33. 角膜接触镜镜片覆盖角膜不全多为镜片的基弧与直径设计不良所致。（　　）

34. 中心定位不良是镜片直径过大或基弧过小所致。（　　）

35. 角膜接触镜移动度过小是镜片的直径过大或基弧过小所致。（　　）

36. 在衡量角膜接触镜配戴的松紧度时可使用下推实验。（　　）

37. 角膜接触镜的下垂度是指配戴眼向上看时，镜片下边缘向上移动的距离。（　　）

38. 角膜接触镜配戴的舒适度，是以配戴者的主观感觉为依据来评价的。（　　）

39. 眼睑力包含垂直向作用力和水平作用力。（　　）

40. 泪液负压力源于镜片前面的泪液膜。（　　）

41. 镜片移动时镜片前后均有泪液流动，泪液可发挥润滑的作用。（　　）

42. 应力是指外部作用力施于镜片，使镜片受力变形而产生的内力，包括垂直作用力和水平作用力。（　　）

43. 角膜接触镜的后曲率半径决定镜片的焦度。（　　）

44. 角膜接触镜片的中心厚度每增加 0.1 mm，镜片的前曲率半径就增加 0.03 mm。（　　）

45. 镜片的后曲面与角膜的前表面之间的泪液构成的液态透镜称为角膜透镜。（　　）

46. 当屈光度为负值时，角膜接触镜与框架眼镜的放大倍率比值大于 1，角膜接触镜所见的物像比框架眼镜大。（　　）

47. 验光的结果相当于框架眼镜的处方，角膜接触镜近视镜片的屈光度相对要高，角膜接触镜远视镜片的屈光度相对要低。（　　）

48. 远视眼配戴角膜接触镜视近较未矫正时付出的调节多，相反，近视眼配戴角膜接触镜视近较未矫正时付出的调节少。（　　）

49. 眼的散光统称为屈光性散光，其中由晶状体诱发的散光称为角膜性散光。（　　）

50. 角膜接触镜的放大缩小倍率小于框架眼镜的放大缩小倍率。（　　）

51. 平行光线垂直投照镜片，受镜片棱镜效应的影响，凸透镜越远离光轴的，像点越向轴心移动。（　　）

52. 眼睛在注视各方位目标时无须因镜片的棱镜效应而调整眼位，故不会因旋转眼位的差异而导致眼位协调的疲劳。（　　）

53. 验光前必须确认试戴的软性角膜接触镜为最佳配适。　　　　（　　）

54. 远视眼尽量使用凹透镜试戴镜片，以减少配适、舒适度和处方度的判断误差。

　　　　　　　　　　　　　　　　　　　　　　　　　　　　　　（　　）

55. 配戴软性角膜接触镜复查的时间是戴镜后一周、三个月，以后每半年复查一次。

　　　　　　　　　　　　　　　　　　　　　　　　　　　　　　（　　）

56. 在检查软性角膜接触镜配戴者的镜片时，如果观察到中度以上蛋白膜、大胶冻块，应立即更换镜片。　　　　　　　　　　　　　　　　　　（　　）

57. 眼镜验光员在为配戴软性角膜接触镜的顾客进行眼部复查时，需要顾客摘下镜片检查。　　　　　　　　　　　　　　　　　　　　　　　　　（　　）

58. 眼镜验光员在为配戴软性角膜接触镜的顾客进行配适复查时，顾客一戴上镜片即可观察。　　　　　　　　　　　　　　　　　　　　　　　　　（　　）

59. 软性角膜接触镜的配戴者诉看远不清楚，可能因为镜片过厚。　　（　　）

60. 近视软性角膜接触镜配戴者诉看近不清楚，可能的原因为镜片光度过浅。（　　）

61. 软性角膜接触镜配戴者在瞬目后视力立即模糊，可能是镜片配适过松。（　　）

62. 软性角膜接触镜配戴者诉单眼复视，可能的原因为老视。　　　（　　）

63. 配戴软性角膜接触镜数月后眼部有异物感，可能的原因为镜片有沉淀物。（　　）

64. 配戴软性角膜接触镜后突然发生眼睛刺痛流泪，可能的原因为镜片边缘设计不良。

　　　　　　　　　　　　　　　　　　　　　　　　　　　　　　（　　）

65. 配戴软性角膜接触镜后即刻出现不适，可能的原因为镜片配适过紧。（　　）

66. 配戴软性角膜接触镜后眼部有生异物感，可能的原因为镜片边缘设计不良。（　　）

67. 配戴软性角膜接触镜后眼部有痒感，主要的原因可能是镜片破裂。　（　　）

68. 配戴软性角膜接触镜后眼部有干燥感，可能的原因为镜片含水量高而薄。（　　）

69. 配戴软性角膜接触镜后眼部有烧灼感，可能的原因为护理液产品毒性反应。（　　）

70. 配戴软性角膜接触镜后出现畏光，可能的原因为泪液质量不良。　（　　）

71. 配戴软性角膜接触镜后镜片遗失，可能的原因为镜片陈旧老化。　（　　）

72. 相对而言，标准厚度镜片比较耐用，不易破损。　　　　　　　（　　）

73. 如今越来越多的角膜接触镜配戴者选择频繁更换镜片，是为了避免出现过多的沉淀

物造成眼部不适。（　　）

74. 软性角膜接触镜镜片脱水干燥后易出现变形。（　　）

75. 去蛋白酶片浸泡超过 12 h 后，因松解的沉淀物可自然恢复，其使用效果降低。

（　　）

76. 角膜接触镜镜片如果残留酶清洁剂可能导致过敏反应。（　　）

77. 角膜接触镜酶清洁剂的有效成分为表面活性剂。（　　）

78. 角膜接触镜蛋白质的变形收缩可致镜片变形。（　　）

79. 蛋白水解酶为水状物。（　　）

80. 角膜接触镜护理产品中的蛋白清洁剂主要用于预防镜面蛋白质沉淀物的变形收缩引起的镜片变硬、变形。（　　）

81. 一般认为，酶制剂的溶液会引起眼刺激和毒性反应。（　　）

82. 润眼液主要用于消除戴镜导致的干燥感、刺激感，降低视力下降的速度。（　　）

83. 甘油是润眼液的润滑成分。（　　）

84. 角膜接触镜真菌沉淀物发生率与护理液成分有关。（　　）

85. 润眼液中的增黏成分可以加速泪液排泄。（　　）

86. 配戴角膜接触镜后感到眼睛干燥、有不适感或刺激感时，滴 1～2 滴润眼液，可以减缓干眼症状。（　　）

87. 配戴角膜接触镜者不宜久用润眼液，每日不宜使用次数过多。（　　）

88. 机械波清洁器是利用机械波产生的震荡分解沉淀物，并使之从镜面上脱离。（　　）

89. 频率超过 15 000 Hz 的声波称为超声波。（　　）

二、单项选择题（选择一个正确的答案，将相应的字母填入题内的括号中）

1. 特定波长的光线通过规定厚度的材料的百分率称为该材料的（　　）。

　　A. 折射率　　　　　B. 极性　　　　　C. 透光率　　　　　D. 可塑性

2. 通常透明的角膜接触镜材料的透光率为（　　）。

　　A. 80%～85%　　B. 85%～90%　　C. 100%　　　　D. 92%～98%

3. 随着软性角膜接触镜材料的含水量增加，其（　　）。

　　A. 折射率下降　　　　　　　　　B. 折射率增加

C. 折射率不变   D. 折射率变化情况不定

4. 随着软性角膜接触镜材料的含水量下降，其（   ）。

     A. 折射率下降   B. 折射率增加

     C. 折射率不变   D. 折射率变化情况不定

5. 镜片透氧性好，但不耐用，说明其材料（   ）。

     A. 含水量高而镜片厚   B. 含水量低而镜片厚

     C. 含水量高而镜片薄   D. 含水量低而镜片薄

6. 初次配戴角膜接触镜者或操作镜片不轻柔者宜选用（   ）。

     A. 强度较高的镜片   B. 中等强度的镜片

     C. 强度较低的镜片   D. 任何强度的镜片

7. 软性角膜接触镜的弹性模量越大，（   ）。

     A. 含水量越高   B. 矫正散光越好

     C. 屈光度越高   D. 透氧性越好

8. 软性角膜接触镜的弹性模量越小，（   ）。

     A. 越不利于操作   B. 矫正散光越好

     C. 越利于操作   D. 透氧性越好

9. 软性角膜接触镜的可塑性好，则（   ）。

     A. 弹性模量越小   B. 弹性模量越大

     C. 含水量越低   D. 透氧性越低

10. 软性角膜接触镜的可塑性好，则（   ）。

     A. 镜片内屈面不易适应角膜形态

     B. 不能获得很好的配适

     C. 镜片耐用

     D. 矫正散光效果较差

11. 高屈光度镜片应首选（   ）。

     A. 相对密度大的镜片   B. 相对密度小的镜片

     C. 相对密度中等的镜片   D. 任意相对密度的镜片

12. 相对密度小的镜片，（　　　）。

    A. 是低屈光度的镜片　　　　　　B. 和配戴的稳定性无关

    C. 配戴的稳定性差　　　　　　　D. 配戴的稳定性好

13. 软性角膜接触镜的含水量越高，（　　　）。

    A. 越耐用　　　　B. 越薄　　　　C. 透氧性越好　　　D. 配戴者视物越清晰

14. 美国 FDA 标准的低含水量软性角膜接触镜材料，是指含水量（　　　）的材料。

    A. $<30\%$　　　　B. $<40\%$　　　　C. $<50\%$　　　　D. $<60\%$

15. 软性角膜接触镜湿润角小的缺点是（　　　）。

    A. 泪膜不稳定　　B. 配戴不舒适　　C. 视物不清晰　　D. 蛋白质沉淀物多

16. 亲水性软性角膜接触镜材料的湿润角一般为（　　　）。

    A. 30°　　　　B. $<30°$　　　　C. 60°　　　　D. $>60°$

17. 软性角膜接触镜镜片材料的极性越强，（　　　）。

    A. 越不湿润　　B. 沉淀物越多　　C. 视物越清晰　　D. 越耐用

18. 在碱环境溶液中，软性角膜接触镜的极性（　　　）。

    A. 增强　　　　B. 减弱　　　　C. 不变　　　　D. 不稳定

19. 软性角膜接触镜的透氧性能与其含水量（　　　）。

    A. 正相关　　　B. 负相关　　　C. 无关　　　　D. 关系视温度而定

20. 软性角膜接触镜的厚度越薄（　　　）。

    A. 越透氧　　　B. 越不舒适　　C. 越耐用　　　D. 越不透氧

21. 下列选项中，有关水凝胶叙述正确的是（　　　）。

    A. 干态的水凝胶材料是柔软的

    B. 水凝胶水合后变成硬和脆

    C. 水凝胶无抗张性

    D. 合格的水凝胶材料在充分水合的状态下其延伸率应不低于 100%

22. 最早用于制作软性亲水性角膜接触镜的材料是（　　　）。

    A. PHEMA　　　B. HEMA　　　C. 非 HEMA　　　D. 硅水凝胶

23. 水凝胶混合材料的主料是（　　　）。

A. PHEMA   B. HEMA   C. 非 HEMA   D. 硅水凝胶

24. 硅水凝胶是硅氧烷与水凝胶的聚合物，特性是（　　）。

A. 抗沉淀物的能力强   B. 高透氧性

C. 良好的吸水性   D. 材料柔软

25. 下列选项中，（　　）属于配戴角膜接触镜的全身禁忌证。

A. 急性结膜炎   B. 干眼症

C. 进行性的翼状胬肉   D. 严重的糖尿病

26. 下列选项中，（　　）属于配戴角膜接触镜的眼部禁忌证。

A. 孕期   B. 过敏体质   C. 精神病   D. 角膜炎

27. 软性角膜接触镜的含水量一般为（　　）。

A. 24%～30%   B. 24%～40%   C. 30%～80%   D. 40%～80%

28. 硅水凝胶材料的含水量一般为（　　）。

A. 24%～30%   B. 24%～40%   C. 30%～80%   D. 40%～80%

29. 美国 FDA 标准 II 类软性角膜接触镜为（　　）。

A. 高含水非离子材料   B. 高含水离子材料

C. 低含水非离子材料   D. 低含水离子材料

30. 美国 FDA 标准的低含水量软性角膜接触镜材料，其含水量小于（　　）。

A. 30%   B. 40%   C. 50%   D. 60%

31. 为使角膜接触镜的后表面与人眼的角膜表面相匹配，其后表面多采用（　　）。

A. 球面设计   B. 非球面设计

C. 透镜薄化设计   D. 棱镜垂重法

32. 下列设计中不能改善镜片配适稳定性的是（　　）。

A. 棱镜垂重法   B. 薄区法   C. 截边法   D. 透镜薄化设计

33. 软性角膜接触镜材料的内曲面离心率 $0 < e < 1$，则其形态为（　　）。

A. 圆弧   B. 椭圆弧   C. 抛物线弧   D. 双曲线弧

34. 下列可表示非球面基弧特性的是（　　）。

A. 曲率半径   B. 直径   C. 离心率   D. 中心厚度

35. 软性角膜接触镜的光学区直径范围一般为（　　）mm。

　　A. 7～8.5　　　　B. 7～10　　　　C. 7～12　　　　D. 10～12

36. 若软性角膜接触镜的光学区直径小，则会导致（　　）。

　　A. 复视　　　　B. 虹视　　　　C. 产生眩光　　　　D. 视野缩小

37. 软性角膜接触镜的总直径最小应该达到（　　）mm。

　　A. 13　　　　B. 13.6　　　　C. 14　　　　D. 14.2

38. 软性角膜接触镜的总直径越大，配适状态（　　）。

　　A. 越松　　　　B. 越紧　　　　C. 无太大关系　　　　D. 视情况而定

39. 软性角膜接触镜的基弧越大，配适状态（　　）。

　　A. 越松　　　　B. 越紧　　　　C. 无太大关系　　　　D. 视情况而定

40. 软性角膜接触镜的基弧越小，配适状态（　　）。

　　A. 越松　　　　B. 越紧　　　　C. 无太大关系　　　　D. 视情况而定

41. 在直径不变的情况下，角膜接触镜的内曲率半径增大，则镜片的矢深（　　）。

　　A. 变大　　　　B. 先小后大　　　　C. 不变　　　　D. 变小

42. 在内曲率半径不变的情况下，角膜接触镜的直径增大，则镜片的矢深（　　）。

　　A. 变大　　　　B. 先小后大　　　　C. 不变　　　　D. 变小

43. 为适应角膜前表面的形态，软性角膜接触镜在设计时，自中心至周边各弧面曲率半径（　　）。

　　A. 不变　　　　B. 依次减小　　　　C. 依次增大　　　　D. 先减小再增大

44. 软性角膜接触镜在设计时与中心弧紧邻的弧面称为（　　）。

　　A. 周边弧　　　　B. 基弧　　　　C. 第二弧　　　　D. 第三弧

45. 软性角膜接触镜外曲面通常是（　　）。

　　A. 凹面球镜　　　　B. 凸面球镜　　　　C. 凹面非球面　　　　D. 凸面非球面

46. 软性外曲面有屈光作用的范围称为（　　）。

　　A. 光学区　　　　B. 球面光学区　　　　C. 外光学区　　　　D. 缩径区

47. 下列选项中，有关负透镜叙述正确的是（　　）。

　　A. 负透镜中间厚边缘薄

B. 负透镜中间薄边缘厚

C. 负透镜屈光力越高，镜片中心与边缘的厚度相差越小

D. 负透镜屈光力越低，镜片中心与边缘的厚度相差越大

48. 与镜片的屈光度无关的是（　　　）。

    A. 光学区的前表面曲率半径　　　　　B. 光学区的后表面曲率半径

    C. 直径　　　　　　　　　　　　　　D. 中心厚度

49. 软性角膜接触镜的厚度越薄（　　　）。

    A. 越透氧　　　　B. 越不舒适　　　　C. 越耐用　　　　D. 越不透氧

50. 角膜接触镜的厚度过大，表现为（　　　）。

    A. 不耐用　　　　B. 透氧性差　　　　C. 不成形　　　　D. 矫正散光差

51. 若镜片的边缘设计不合理，则瞬目时会（　　　）。

    A. 镜片不稳定　　　　　　　　　　　B. 戴镜不舒适

    C. 透氧性差　　　　　　　　　　　　D. 不美观

52. 角膜接触镜边缘通常为（　　　）mm。

    A. 0.05～0.08　　B. 0.08～0.10　　C. 0.10～0.12　　D. 0.12～0.16

53. 影响镜片设计的关键因素是（　　　）。

    A. 镜片的厚度　　B. 镜片直径　　　C. 矢深　　　　　D. 边缘设计

54. 透镜的薄化设计削薄（　　　）。

    A. 前表面光学区的周边区部分　　　　B. 后表面光学区的周边区部分

    C. 前表面光学区的中央区部分　　　　D. 后表面光学区的中央区部分

55. 旋转成形工艺制作的角膜接触镜内曲面为（　　　）。

    A. 球面　　　　　B. 复曲面　　　　C. 双曲线面　　　D. 非球面

56. 旋转成形工艺制作的角膜接触镜的突出优点在于（　　　）。

    A. 非常清晰　　　B. 成形性好　　　C. 光滑柔软　　　D. 矫正散光好

57. 切削成形工艺制作的角膜接触镜的突出缺点在于（　　　）。

    A. 舒适度稍差　　B. 不耐用　　　　C. 不易操作　　　D. 矫正散光不好

58. 下列选项中，（　　　）是切削成形工艺制作的角膜接触镜的优点。

A. 舒适度较高　　B. 高生产效率　　C. 适合定制镜片　D. 高复制性

59. 铸模成形工艺制作的角膜接触镜的突出特点在于（　　）。

A. 耐用　　　　　B. 生产效率高　　C. 生产效率低　　D. 透氧性能好

60. 下列软性角膜接触镜的生产工艺中比较利于大批量生产、制作抛弃式镜片的是（　　）。

A. 旋转成形　　　B. 切削成形　　　C. 综合成形　　　D. 铸模成形

61. 下列选项中，（　　）不是综合成形工艺制作的角膜接触镜的优点。

A. 舒适度较高　　B. 高生产效率　　C. 利于操作　　　D. 视物清晰

62. 软性角膜接触镜的生产工艺中，成本最高的是（　　）。

A. 旋转成形　　　B. 切削成形　　　C. 综合成形　　　D. 铸模成形

63. 下列选项中，（　　）不属于软性角膜接触镜生产的后期工艺。

A. 蚀刻标记　　　B. 水合　　　　　C. 固化　　　　　D. 灭菌

64. 特定波长的光线通过规定厚度的材料的百分率称为该材料的（　　）。

A. 折射率　　　　B. 极性　　　　　C. 透光率　　　　D. 可塑性

65. 角膜接触镜覆盖不全说明镜片（　　）。

A. 直径过大　　　　　　　　　　　B. 基弧过小

C. 直径过大或基弧过小　　　　　　D. 直径过小或基弧过大

66. 角膜接触镜不能完全覆盖角膜会导致异物感、视物模糊和（　　）。

A. 角膜干燥　　　B. 角膜缺氧　　　C. 结膜炎症　　　D. 结膜水肿

67. 角膜接触镜的中心定位是一项定量分析，用于评估镜片的（　　）部分在配戴眼角膜座标系中的位置。

A. 几何中心　　　B. 上边缘　　　　C. 下边缘　　　　D. 光学区

68. 中心定位不良说明镜片（　　）。

A. 直径过大　　　　　　　　　　　B. 基弧过小

C. 直径过大或基弧过小　　　　　　D. 直径过小或基弧过大

69. 角膜接触镜的移动度是指配戴眼向前看时，缓慢眨眼，镜片下边缘（　　）。

A. 向上移动的距离　　　　　　　　B. 向下移动的距离

C. 向左移动的距离　　　　　　　D. 向右移动的距离

70. 角膜接触镜移动度过小说明镜片的（　　）。

A. 直径过大　　　　　　　　　　B. 基弧过小

C. 直径过大或基弧过小　　　　　D. 直径过小或基弧过大

71. 眼镜验光员在衡量角膜接触镜配戴的松紧度时可使用（　　）。

A. 上推实验　　　B. 下推实验　　　C. 上移实验　　　D. 下移实验

72. 某顾客在配戴角膜接触镜后镜片过松，易从眼中掉出，应（　　）。

A. 减小镜片直径　　　　　　　　B. 增大镜片基弧

C. 减小镜片基弧或增大镜片直径　D. 增大镜片基弧或减小镜片直径

73. 角膜接触镜的下垂度是指配戴眼向上看时，镜片下边缘（　　）。

A. 向上移动的距离　　　　　　　B. 向下移动的距离

C. 向左移动的距离　　　　　　　D. 向右移动的距离

74. 下垂度的评估方法为（　　）。

A. 扒开配戴眼的下眼睑，嘱其向前注视，然后向上看

B. 扒开配戴眼的下眼睑，嘱其向下注视，然后向下看

C. 扒开配戴眼的下眼睑，嘱其向下注视，然后向上看

D. 扒开配戴眼的下眼睑，嘱其向前注视，然后向下看

75. 在配戴角膜接触镜 15 min 后，出现（　　）反应是异常的。

A. 轻度异物感　　　B. 轻度流泪　　　C. 刺痛感　　　D. 视近模糊

76. 配戴角膜接触镜后出现不适感，可能存在多种原因，但不会是（　　）导致的。

A. 正常适应现象　　　　　　　　B. 戴反镜片

C. 镜片为高含水量　　　　　　　D. 镜片过松

77. 瞬目的过程中，（　　）帮助镜片处于稳定的平衡位置。

A. 水平作用力　　　B. 垂直作用力　　　C. 切向作用力　　　D. 斜向作用力

78. 主要引起软性角膜接触镜自平衡位置位移的作用力是（　　）。

A. 泪液负压力　　　B. 眼睑力　　　C. 泪液流力　　　D. 镜片应力

79. 泪液负压力源于（　　）。

A. 镜片前面的泪液膜　　　　　　　B. 镜片后面的泪液膜

C. 镜片后面的泪液流动　　　　　　D. 镜片后面的泪液流动

80. 与泪液负压力有关的是（　　　）。

A. 镜片后表面矢高　　　　　　　　B. 镜片的直径

C. 镜片的基弧　　　　　　　　　　D. 镜片的折射率

81. 泪液流动力与泪液的黏度有关，黏度越大，则（　　　）。

A. 流动力越小　　　　　　　　　　B. 流动力越大

C. 镜片的移动度也相对越大　　　　D. 流动力不变

82. 下列选项中，叙述正确的是（　　　）。

A. 泪液黏度越大，泪液流动力越小

B. 泪液黏度越大，泪液流动力越大，镜片的移动度相对越小

C. 刚清醒睁眼时泪膜的黏度明显高于持续睁眼后，此时镜片的移动度增大

D. 泪膜的黏性显著影响镜片的移动度

83. 下列选项中，（　　　）是影响角膜接触镜应力的主要因素。

A. 镜片的密度　　　　　　　　　　B. 镜片的加工工艺

C. 镜片的直径　　　　　　　　　　D. 弹性模量和镜片局部的厚度

84. 下列选项中，关于应力，叙述正确的是（　　　）。

A. 角膜接触镜弹性模量越高，应力越小

B. 角膜接触镜弹性模量越高，应力越大

C. 角膜接触镜厚度越大，应力越小

D. 角膜接触镜厚度与应力无关

85. 能决定镜片焦度的是（　　　）。

A. 角膜接触镜的前曲率半径　　　　B. 角膜接触镜的后曲率半径

C. 镜片材料的折射率　　　　　　　D. 镜片的中心厚度

86. 下列选项中，能决定镜片的后曲率半径是（　　　）。

A. 角膜接触镜的前曲率半径　　　　B. 镜片直径

C. 镜片材料的折射率　　　　　　　D. 镜片的中心厚度

87. 角膜接触镜片的中心厚度每增加 0.1 mm，镜片的前曲率就增加（　　）mm。

    A. 0.01　　　　　B. 0.02　　　　　C. 0.03　　　　　D. 0.04

88. 角膜接触镜镜片的后曲率半径为 8.0 mm，镜片材料的折射率为 1.40，要制作 −5.00 D 的镜片，镜片的前曲率半径应设计为（　　）mm。

    A. 8.6　　　　　B. 9.0　　　　　C. 8.0　　　　　D. 8.9

89. 镜片的后曲面与角膜的前表面之间的泪液构成的液态透镜称为（　　）。

    A. 屈光度　　　　　　　　　　　B. 泪液透镜

    C. 角膜接触镜凸透镜　　　　　　D. 角膜接触镜凹透镜

90. 角膜接触镜的泪液厚度每增加 0.1 mm，约具有（　　）的正屈光度。

    A. 0.50 D　　　　B. 0.13 D　　　　C. 0.39 D　　　　D. 0.57 D

91. 当屈光度为（　　）时，角膜接触镜与框架眼镜的放大倍率比值大于 1，角膜接触镜所见的物像比框架眼镜大。

    A. 正值　　　　　B. 负值　　　　　C. 正视眼　　　　　D. 混合屈光值

92. 当屈光度为负值时，角膜接触镜与框架眼镜的放大倍率比值大于 1，角膜接触镜所见的物像比框架眼镜（　　）。

    A. 相等　　　　　B. 不变　　　　　C. 大　　　　　D. 小

93. 验光的结果相当于框架眼镜的处方，角膜接触镜近视镜片的屈光度与之相较是（　　）的。

    A. 降低　　　　　B. 增高　　　　　C. 不变　　　　　D. 相等

94. （　　）利用超声波的辐射压强所产生的骚动效应和摩擦现象来清洁镜片，同时可利用热效应、空化作用等效应对镜片进行灭菌。

    A. 超声波清洁器　　　　　　　　B. 机械波清洁器

    C. 蛋白清除剂　　　　　　　　　D. 化学清洁剂

95. 远视眼配戴角膜接触镜视近较未矫正时付出的调节（　　）。

    A. 多　　　　　B. 少　　　　　C. 相等　　　　　D. 不变

96. 近视眼配戴角膜接触镜视近较未矫正时付出的调节（　　）。

    A. 多　　　　　B. 少　　　　　C. 相等　　　　　D. 不变

97. 眼的散光统称屈光性散光，其中由（　　）诱发的散光称为角膜性散光。

    A. 房水　　　　B. 晶状体　　　　C. 角膜前表面　　　D. 黄斑中心凹

98. 眼的散光统称屈光性散光，其中由（　　）等其他因素导致的散光称为非角膜性散光。

    A. 房水　　　　B. 晶状体　　　　C. 角膜前表面　　　D. 黄斑中心凹

99. 下列选项中，叙述正确的是（　　）。

    A. 对于近视眼来说，角膜接触镜矫正后的像较框架眼镜矫正后的像小

    B. 对于远视眼来说，角膜接触镜矫正后的像较框架眼镜矫正后的像小

    C. 对于远视眼来说，角膜接触镜矫正后的像较框架眼镜矫正后的像小

    D. 角膜接触镜的放大缩小倍率大于框架眼镜

100. 下列选项中，叙述正确的是（　　）。

    A. 对于近视眼来说，角膜接触镜与框架眼镜的放大倍率比值小于 1

    B. 对于近视眼来说，角膜接触镜所见的物像应较框架眼镜所见的小

    C. 对于近视眼来说，角膜接触镜与框架眼镜的放大倍率比值大于 1

    D. 对于远视眼来说，角膜接触镜所见的物像应较框架眼镜所见的大

101. 平行光线垂直投照镜片，受镜片棱镜效应的影响，凹透镜越远离（　　）的像点越向轴心移动，使直角四边形呈钝角状变形。

    A. 轴心　　　　B. 视轴　　　　C. 光轴　　　　D. 边缘

102. 平行光线垂直投照镜片，受镜片棱镜效应的影响，凸透镜越远离光轴的像点越向（　　）移动，使直角四边形呈锐角状变形。

    A. 轴心　　　　B. 视轴　　　　C. 光轴　　　　D. 边缘

103. 配戴眼镜者注视镜片光轴之外的目标，受到镜片棱镜效应的影响，凸透镜的影像向边缘移位，注视眼的眼位旋转角度（　　）。

    A. 缩小　　　　B. 扩大　　　　C. 不变　　　　D. 无影响

104. 配戴眼镜者注视镜片光轴之外的目标，受到镜片棱镜效应的影响，凹透镜的影像向边缘移位，注视眼的眼位旋转角度（　　）。

    A. 缩小　　　　B. 扩大　　　　C. 不变　　　　D. 无影响

105. 在（　　）的情况下，应考虑镜片的顶点距离效应进行顶焦度换算。

A. 追加度数大于 2.00 D   B. 追加度数大于 4.00 D

C. 追加度数大于 5.00 D   D. 追加度数大于 6.00 D

106. 戴追加试镜片适应时间为（　　）min。

   A. 5   B. 10   C. 15   D. 20

107. 屈光度为 6.00～10.00 D，可选择角膜接触镜试戴镜片的焦度为（　　）。

   A. −2.00 D   B. −3.00 D   C. −6.00 D   D. −10.00 D

108. 屈光度为低于 5.00 D，可选择角膜接触镜试戴镜片的焦度为（　　）。

   A. −2.00 D   B. −3.00 D   C. −6.00 D   D. −9.00 D

109. 初次配戴软性角膜接触镜，第三天最多可连续配戴（　　）h。

   A. 6   B. 8   C. 4   D. 7

110. 配戴角膜接触镜与化妆的顺序为（　　）。

   A. 在化妆之后配戴角膜接触镜

   B. 在卸妆之后摘下角膜接触镜

   C. 在化妆之前配戴角膜接触镜

   D. 配戴角膜接触镜后采用水溶性化妆品进行化妆

111. 眼镜验光员为配戴软性角膜接触镜的顾客进行镜片的复查时，应该采用裂隙灯显微镜的（　　）。

   A. 直接投照法   B. 间接投照法   C. 弥散投照法   D. 滤光投照法

112. 眼镜验光员为配戴软性角膜接触镜的顾客进行镜片的复查时，应（　　）。

   A. 主要检查镜片的内曲面

   B. 主要检查镜片的外曲面

   C. 对镜片的内外曲面都要进行检查

   D. 对镜片内外曲面任选一面进行检查

113. 在软性角膜接触镜配戴者复查时，（　　）不是眼部主要检查项目。

   A. 球结膜   B. 睑结膜   C. 巩膜   D. 角膜

114. 频率超过（　　）Hz 的声波称为超声波。

   A. 20 000   B. 25 000   C. 15 000   D. 20 000

115. 眼镜验光员为配戴软性角膜接触镜的顾客进行配适的复查时，（　　）不属于检查内容。

    A. 镜片清洁度　　　　　　　　B. 中心定位

    C. 移动度　　　　　　　　　　D. 松紧度

116. 近视软性角膜接触镜配戴者复查时近视力不理想，可能的原因是（　　）。

    A. 镜片光度过浅　　　　　　　B. 出现老花

    C. 镜片散光矫正不足　　　　　D. 近视发展

117. 软性角膜接触镜的配戴者诉看远不清楚，可能的原因是（　　）。

    A. 镜片过厚　　　B. 镜片过薄　　　C. 镜片戴反　　　D. 左右戴反

118. 软性角膜接触镜的配戴者诉看远不清楚，可能的原因是（　　）。

    A. 镜片过厚　　　　　　　　　B. 镜片过薄

    C. 镜片表面沉淀物　　　　　　D. 镜片过大

119. 近视软性角膜接触镜配戴者诉看近不清楚，可能的原因是（　　）。

    A. 镜片光度过浅　　　　　　　B. 镜片光度过深

    C. 镜片散光矫正不足　　　　　D. 近视发展

120. 软性角膜接触镜的配戴者诉看近不清楚，可能的原因是（　　）。

    A. 配戴者出现老花　　　　　　B. 镜片过薄

    C. 镜片破损　　　　　　　　　D. 镜片过大

121. 软性角膜接触镜配戴者在瞬目后视力立即清楚，说明镜片（　　）。

    A. 配适过松　　　B. 配适过紧　　　C. 直径过小　　　D. 基弧半径过大

122. 在软性的物理清洁法中，手揉搓（　　）机械波清洗器。

    A. 相当于　　　　B. 等于　　　　　C. 差于　　　　　D. 优于

123. 软性角膜接触镜配戴者诉单眼复视，可能的原因是（　　）。

    A. 老视　　　　　　　　　　　B. 镜片上有沉淀物

    C. 散光矫正不彻底　　　　　　D. 镜片光度过浅

124. 软性角膜接触镜配戴者诉双眼复视，可能的原因是（　　）。

    A. 单眼无晶体眼　　　　　　　B. 镜片上有沉淀物

C. 散光矫正不彻底　　　　　　D. 镜片光度过浅

125. 配戴软性角膜接触镜数月后有异物感，可能的原因是（　　）。

A. 镜片设计不良　　　　　　　B. 配适过紧

C. 镜片沉淀物　　　　　　　　D. 配适过松

126. 配戴软性角膜接触镜数月后发生眼红、流泪，可能的原因是（　　）。

A. 镜片设计不良　　　　　　　B. 配适过紧

C. 镜片沉淀物　　　　　　　　D. 配适过松

127. 配戴软性角膜接触镜突然发生眼睛刺痛流泪，可能的原因是（　　）。

A. 配适过松　　B. 配适过紧　　C. 异物入眼　　　D. 镜片沉淀物

128. 配戴软性角膜接触镜突然发生眼睛刺痛流泪，且有加剧的趋势，可能的原因是（　　）。

A. 配适过松　　　B. 配适过紧　　　C. 镜片沉淀物　　　D. 角膜损伤伴急性感染

129. 配戴软性角膜接触镜后即刻出现眼红、流泪，可能的原因是（　　）。

A. 镜片左右戴反　　　　　　　B. 镜片破损

C. 配适过松　　　　　　　　　D. 配适过紧

130. 配戴软性角膜接触镜后即刻出现明显异物感，可能的原因是（　　）。

A. 镜片过厚　　　　　　　　　B. 配适过紧

C. 镜片沉淀物过多　　　　　　D. 镜片左右戴反

131. 配戴软性角膜接触镜两个月后发生异物感，可能的原因是（　　）。

A. 镜片设计不良　　　　　　　B. 配适过紧

C. 配适过松　　　　　　　　　D. 镜片沉淀物

132. 某顾客初次配戴软性角膜接触镜，戴上后出现明显的异物感，可能的原因是（　　）。

A. 配适过松　　　B. 配适过紧　　　C. 镜片沉淀物　　　D. 镜片左右戴反

133. 配戴软性角膜接触镜后有痒感，主要的原因可能是（　　）。

A. 镜片破裂　　　　　　　　　B. 镜片戴反

C. 镜片配适不良　　　　　　　D. 巨乳头性结膜炎

134. 利用机械波产生的震荡能使沉淀物分解，并从镜面上脱离，这种机械是（　　）。

A. 超声波清洁器　　　　　　　　B. 机械波清洁器

C. 蛋白清除剂　　　　　　　　　D. 化学清洁剂

135. 配戴软性角膜接触镜后眼部有干燥感，可能的原因是（　　）。

A. 镜片配适不良　　　　　　　　B. 镜片含水量低而厚

C. 镜片戴反　　　　　　　　　　D. 镜片含水量高而薄

136. 配戴软性角膜接触镜后眼部有干燥感，应该更换为（　　）。

A. 高含水量且薄的镜片　　　　　B. 高含水量且厚的镜片

C. 低含水量且厚的镜片　　　　　D. 低含水量且薄的镜片

137. 配戴软性角膜接触镜后眼部有烧灼感，可能的原因是（　　）。

A. 护理液毒性反应　　　　　　　B. 配适过松

C. 面向戴反　　　　　　　　　　D. 镜片沉淀物

138. 在不戴角膜接触镜时，泪液仅湿润角膜和（　　）两个界面，戴镜后泪液还需湿润镜片的前表面和后表面。

A. 晶状体　　　　B. 玻璃体　　　　C. 结膜　　　　D. 虹膜

139. 配戴软性角膜接触镜后出现畏光，可能的原因是（　　）。

A. 操作不当　　　　　　　　　　B. 初戴者正常适应现象

C. 眼睑闭合不全　　　　　　　　D. 镜片透氧性不够

140. 软性角膜接触镜一戴上即出现畏光，可能的原因是（　　）。

A. 镜片配适不良　　　　　　　　B. 镜片过薄

C. 初戴者正常适应现象　　　　　D. 镜片透氧性不够

141. 配戴软性角膜接触镜后镜片遗失，可能的原因是（　　）。

A. 镜片陈旧　　　　　　　　　　B. 镜片过紧

C. 眼睑闭合不全　　　　　　　　D. 结膜充血

142. 对于配戴角膜接触镜的患者，实证使用等渗水后泪液破裂时间为（　　）s。

A. 14.7±6.4　　B. 28.3±11.2　　C. 68.9±17.6　　D. 22±11.2

143. 配戴软性角膜接触镜后镜片破裂，可能的原因为（　　）。

A. 操作不当　　　　　　　　　　B. 泪液质量不良

C. 眼睑闭合不全　　　　　　　　D. 镜片透氧性不够

144. 对于配戴角膜接触镜的患者，实证不用滴眼剂后泪液破裂时间为（　　）s。

A. 14.7±6.4　　B. 28.3±11.2　　C. 68.9±17.6　　D. 22±11.2

145. 下列选项中，属于角膜接触镜泪源性沉淀物的是（　　）。

A. 锈斑　　　　B. 蛋白质　　　　C. 霉菌　　　　D. 色素

146. 下列选项中，属于角膜接触镜非泪源性沉淀物的是（　　）。

A. 脂质　　　　B. 蛋白质　　　　C. 霉菌　　　　D. 胶冻块

147. 配戴软性角膜接触镜后镜片变形，可能的原因是（　　）。

A. 指甲过长　　　　　　　　　　B. 镜片脱水干燥

C. 镜片直径过小　　　　　　　　D. 镜片透氧性不够

148. 常用的润眼液中的增黏成分有（　　）。

A. 羟丙基纤维素和甘油　　　　　B. 羟乙基纤维素和甘油

C. 羟乙基纤维素和羟丙纤维素　　D. 羟乙基纤维素和葡萄糖

149. 去蛋白酶片浸泡超过（　　）h后，因已经松解的蛋白质沉淀物可自然恢复，清洁效果降低。

A. 2　　　　　　B. 6　　　　　　C. 8　　　　　　D. 12

150. （　　）是蛋白消毒剂的成分。

A. 聚乙二醇　　B. 聚甲散醇　　　C. 聚甲四醇　　D. 聚乙三醇

151. 角膜接触镜镜片如果残留酶清洁剂可导致（　　）。

A. 过敏反应　　B. 缺氧　　　　　C. 毒性反应　　D. 镜片损坏

152. 蛋白酶的溶液不易冲洗干净，会对（　　）产生刺激反应。

A. 结膜　　　　B. 虹膜　　　　　C. 巩膜　　　　D. 角膜

153. 从植物果实中提取的蛋白清除剂为（　　）蛋白酶。

A. 木瓜　　　　B. 番茄　　　　　C. 芦荟　　　　D. 山药

154. 从动物内脏中提取的蛋白清除剂为（　　）蛋白酶。

A. 牛胃　　　　B. 猪肠　　　　　C. 牛胰　　　　D. 猪胃

155. 角膜接触镜蛋白质的变形收缩可致（　　）。

　　A. 角膜炎　　　　B. 结膜炎　　　　　C. 圆锥角膜　　　　D. 镜片变形

156. 角膜接触镜蛋白质沉淀物中溶菌酶约占（　　）。

　　A. 10%　　　　B. 27%　　　　C. 57%　　　　D. 87%

157. 蛋白水解酶为（　　）。

　　A. 水状物　　　B. 白色乳状物　　C. 白色结晶粉末　　D. 黄色结晶粉末

158. 蛋白水解酶室温下（　　）h 就失去活性。

　　A. 1～2　　　B. 3～4　　　C. 5～6　　　D. 7～8

159. 角膜接触镜护理产品中的蛋白清洁剂主要用于去除镜面的变性蛋白质，其主要成分通常为（　　）。

　　A. 蛋白水解酶　　B. 氧化铝　　　C. 氧化氢　　　D. 木瓜蛋白酶

160. 角膜接触镜护理产品中的蛋白质水解酶在（　　）中可促使肽键断裂，使蛋白质沉淀物在揉搓力的作用下自镜面上脱落。

　　A. 空气　　　B. 水　　　　C. 真空　　　D. 二氧化钠

161. 蛋白水解酶可特异地分解变性的蛋白质，且泪液中有蛋白水解酶抑制物，因此蛋白水解酶对眼部组织造成的（　　）甚微。

　　A. 毒性反应　　B. 视力下降　　C. 眼底病变　　D. 炎症变性

162. 一般认为，酶制剂的溶液会引起眼刺激和（　　）。

　　A. 视力下降　　B. 毒性反应　　C. 眼底病变　　D. 炎症变性

163. 润眼液主要用于消除戴镜导致的干燥感、刺激感，（　　）。

　　A. 改善戴镜的舒适度和清晰度

　　B. 改变视力下降速度

　　C. 改变视力上升速度

　　D. 增加清晰度

164. 下列选项中，关于润眼液说法，不正确的是（　　）。

　　A. 可消除戴镜的干燥感　　　　　B. 适用于镜片多沉淀者

　　C. 可改变视力下降速度　　　　　D. 适用于服药诱使泪液分泌减少者

165. （　　）是润眼液润滑成分。

A. 葡萄糖　　　　B. 聚乙烯酸　　　　C. 甘油　　　　D. 羟乙基纤维素

166. 润眼液成分中的防腐剂主要是（　　）。

A. 山梨酸　　　　B. 氯化钠　　　　C. 依地酸二钠　　　D. 磷酸二氢钠

167. 角膜接触镜真菌沉淀物发生率与（　　）有关。

A. 镜片透氧系数　　　　　　　B. 护理液成分

C. 镜片厚度　　　　　　　　　D. 镜片大小

168. 蛋白质沉淀物最易诱发（　　）。

A. 病毒性角膜炎　　　　　　　B. 细菌性角膜炎

C. 真菌性角膜炎　　　　　　　D. 巨乳头性结膜炎

169. 润眼液中的增黏成分可提高润眼液的黏稠度，通过延缓排泄和减少蒸发来增加泪液在眼内的停留时间，一般延长时间为（　　）min。

A. 1～2　　　　B. 3～4　　　　C. 5～6　　　　D. 6～7

第4部分

操作技能复习题

◆ 接待 ◆

一、手动焦度计检测复性远视散光眼镜（试题代码：1.1.2①；考核时间：5 min）

1. 试题单

（1）场地设备要求

1）调焦式焦度计1台。

2）复性远视散光成镜1副。

（2）工作任务。测定1副复性远视散光成镜的后顶点焦度处方。

（3）技能要求

1）校准仪器。

2）固定镜片。

3）检测球镜、柱镜、轴位。

（4）质量指标

1）准确校准仪器。

2）准确固定镜片。

---

① 试题代码表示该试题在操作技能考核方案中所属的位置。左起第一位表示项目号，第二位表示单元号，第三位表示在该项目、单元下的第几个试题。

3）球镜、柱镜焦度及轴位方向误差在规定范围内。

2. 答题卷

复性远视散光成镜的后顶点焦度处方。

答：

3. 评分表

结果评分表

序号	配分（分）	评分细则描述	规定或标称值	得分（分）
O1	4	双眼球镜焦度精度： 1. 误差＞0.25 D 扣 1 分 2. 误差＞0.50 D 扣 2 分 3. 误差＞0.75 D 扣 3 分 4. 误差＞1.00 D 扣 4 分	球镜焦度误差在规定范围内	
O2	4	双眼柱镜焦度精度： 1. 误差＞0.25 D 扣 1 分 2. 误差＞0.50 D 扣 2 分 3. 误差＞0.75 D 扣 3 分 4. 误差＞1.00 D 扣 4 分	柱镜焦度误差在规定范围内	
O3	4	右眼轴位： 1. 0°＜误差≤5°扣 1 分 2. 5°＜误差≤10°扣 2 分 3. 10°＜误差≤15°扣 3 分 4. 误差＞15°扣 4 分	右眼轴位无误差	
O4	4	左眼轴位： 1. 0°＜误差≤5°扣 1 分 2. 5°＜误差≤10°扣 2 分 3. 10°＜误差≤15°扣 3 分 4. 误差＞15°扣 4 分	左眼轴位无误差	
合计	16			

过程评分表

序号	配分（分）	评分细则描述	考评员评分			得分（分）
			1	2	3	
S1	2	校准仪器： 1. 未开启电源扣 1 分 2. 未能按照先测右眼再测左眼的顺序扣 1 分				
S2	2	固定镜片： 1. 未放下固定压板扣 1 分 2. 未将镜面凹面朝下使镜片与挡板成互相垂直扣 1 分				
合计	4					

二、手动焦度计检测单纯性散光眼镜（试题代码：1.1.3；考核时间：5 min）

1. 试题单

（1）场地设备要求

1）调焦式焦度计 1 台。

2）单纯性散光成镜 1 副。

（2）工作任务。测定 1 副单纯性散光成镜的后顶点焦度处方。

（3）技能要求

1）校准仪器。

2）固定镜片。

3）检测柱镜、轴位。

（4）质量指标

1）准确校准仪器。

2）准确固定镜片。

3）柱镜焦度及轴位方向误差在规定范围内。

2. 答题卷

单纯性散光眼镜的后顶点焦度处方。

答：

3. 评分表

结果评分表

序号	配分（分）	评分细则描述	规定或标称值	得分（分）
O1	4	双眼柱镜焦度精度： 1. 误差＞0.25 D扣1分 2. 误差＞0.50 D扣2分 3. 误差＞0.75 D扣3分 4. 误差＞1.00 D扣4分	柱镜焦度误差在规定范围内	
O2	2	右眼轴位： 1. 0°＜误差≤5°扣1分 2. 5°＜误差≤10°扣2分 3. 10°＜误差≤15°扣3分 4. 误差＞15°扣4分	右眼轴位无误差	
O3	2	左眼轴位： 1. 0°＜误差≤5°扣1分 2. 5°＜误差≤10°扣2分 3. 10°＜误差≤15°扣3分 4. 误差＞15°扣4分	左眼轴位无误差	
合计	8			

过程评分表

序号	配分（分）	评分细则描述	考评员评分			得分（分）
			1	2	3	
S1	3	校准仪器： 1. 未开启电源扣1分 2. 未调整焦度计上轴位刻度扣1分 3. 未调整目镜至清晰扣1分				
S2	8	固定镜片： 1. 未放下固定压板扣2分 2. 未能按照先测右再测左的顺序扣2分 3. 未将镜面凹面朝下扣2分 4. 未将镜片与挡板成互相垂直扣2分				
S3	1	写出成镜处方： 书写不规范扣1分				
合计	12					

三、手动焦度计检测混合性散光眼镜（试题代码：1.1.4；考核时间：5 min）

1. 试题单

（1）场地设备要求

1）调焦式焦度计1台。

2）混合散光成镜1副。

（2）工作任务。测定1副混合散光成镜的后顶焦度处方。

（3）技能要求

1）校准仪器。

2）固定镜片。

3）检测球镜、柱镜、轴位。

（4）质量指标

1）准确校准仪器。

2）准确固定镜片。

3）球镜、柱镜焦度及轴位方向误差在规定范围内。

2. 答题卷

混合散光成镜的后顶点焦度处方。

答：

3. 评分表

结果评分表

序号	配分（分）	评分细则描述	规定或标称值	得分（分）
O1	4	双眼球镜焦度精度： 1. 误差＞0.25 D扣1分 2. 误差＞0.50 D扣2分 3. 误差＞0.75 D扣3分 4. 误差＞1.00 D扣4分	球镜焦度误差在规定范围内	
O2	4	双眼柱镜焦度精度： 1. 误差＞0.25 D扣1分 2. 误差＞0.50 D扣2分 3. 误差＞0.75 D扣3分 4. 误差＞1.00 D扣4分	柱镜焦度误差在规定范围内	

序号	配分（分）	评分细则描述	规定或标称值	得分（分）
O3	4	右眼轴位： 1. 0°<误差≤5°扣1分 2. 5°<误差≤10°扣2分 3. 10°<误差≤15°扣3分 4. 误差>15°扣4分	右眼轴位无误差	
O4	4	左眼轴位： 1. 0°<误差≤5°扣1分 2. 5°<误差≤10°扣2分 3. 10°<误差≤15°扣3分 4. 误差>15°扣4分	左眼轴位无误差	
合计	16			

过程评分表

序号	配分（分）	评分细则描述	考评员评分 1	考评员评分 2	考评员评分 3	得分（分）
S1	2	校准仪器： 1. 未开启电源扣1分 2. 未按照先测右再测左的顺序扣1分				
S2	2	固定镜片： 1. 未放下固定压板扣1分 2. 未将镜面凹面朝下使镜片与挡板成互相垂直扣1分				
合计	4					

四、透镜光透比检测（试题代码：1.2.1；考核时间：5 min)

1. 试题单

（1）场地设备要求

1）光透比检测仪1只。

2）电脑镜片检测仪1台。

3）成镜1副。

（2）工作任务。测定1副成镜的光透比。

（3）技能要求

1）校准仪器。

2）检测光透比。

3）整理清洁。

（4）质量指标

1）准确校准仪器。

2）按照正确方式检测光透比。

3）按照正确方式对仪器进行整理避免仪器损坏。

2. 答题卷

成镜光透比。

答：

3. 评分表

结果评分表

序号	配分（分）	评分细则描述	规定或标称值	得分（分）
O1	4	光透比检测： 1. 检测错误 1 片扣 2 分 2. 检测错误 2 片扣 4 分	检测两片镜片的光透比	
合计	4			

过程评分表

序号	配分（分）	评分细则描述	考评员评分			得分（分）
			1	2	3	
S1	4	校准仪器： 1. 未打开电脑焦度计电源扣 2 分 2. 未打开光透比检测仪电源扣 2 分				
S2	6	操作流程： 1. 未选定电脑焦度计菜单扣 2 分 2. 未在电脑焦度计菜单中选择光透比检测模式扣 2 分 3. 未将镜片放置在光透比检测仪上检测扣 2 分				

序号	配分（分）	评分细则描述	考评员评分			得分（分）
			1	2	3	
S3	6	结束整理： 1. 操作结束后未正确填写光透比检测结果扣 2 分 2. 操作结束后未关闭光透比检测仪电源扣 2 分 3. 操作结束后未关闭电脑焦度计电源扣 2 分				
合计	16					

五、中和法对负球柱面检测（试题代码：1.2.2；考核时间：5 min)

1. 试题单

（1）场地设备要求

1) 镜片箱 1 套。

2) 复性近视散光成镜 1 副。

3) 十字环形标准视标 1 张。

（2）工作任务。采用中和法对 1 副复性近视散光成镜的顶焦度进行定性、定量分析和轴位分析。

（3）技能要求

1) 中和检测。

2) 检测球镜、柱镜焦度及轴位方向。

3) 记录镜片处方。

（4）质量指标

1) 按照正确步骤进行中和检测。

2) 球镜、柱镜焦度及轴位方向误差在规定范围内。

3) 准确记录镜片处方。

2. 答题卷

试写出透镜处方。

答：

3. 评分表

结果评分表

序号	配分（分）	评分细则描述	规定或标称值	得分（分）
O1	3	右眼球镜： 1. 误差＞0.25 D 扣 1 分 2. 误差＞0.50 D 扣 2 分 3. 误差＞0.75 D 扣 3 分	右眼球镜误差在规定范围内	
O2	3	左眼球镜： 1. 误差＞0.25 D 扣 1 分 2. 误差＞0.50 D 扣 2 分 3. 误差＞0.75 D 扣 3 分	左眼球镜误差在规定范围内	
O3	3	右眼柱镜： 1. 误差＞0.25 D 扣 1 分 2. 误差＞0.50 D 扣 2 分 3. 误差＞0.75 D 扣 3 分	右眼柱镜误差在规定范围内	
O4	3	左眼柱镜： 1. 误差＞0.25 D 扣 1 分 2. 误差＞0.50 D 扣 2 分 3. 误差＞0.75 D 扣 3 分	左眼柱镜误差在规定范围内	
O5	2	右眼轴位： 1. 轴位误差＞5°扣 1 分 2. 轴位误差＞10°扣 2 分	右眼轴位无误差	
O6	2	左眼轴位： 1. 轴位误差＞5°扣 1 分 2. 轴位误差＞10°扣 2 分	左眼轴位无误差	
合计	16			

过程评分表

序号	配分（分）	评分细则描述	考评员评分			得分（分）
			1	2	3	
S1	3	中和步骤： 1. 未将被测镜片的光心与试镜片光心重合扣 1 分 2. 测定球镜度后未整理镜片箱扣 2 分				

续表

序号	配分（分）	评分细则描述	考评员评分			得分（分）
			1	2	3	
S2	1	写出成镜处方： 书写不规范扣1分				
合计	4					

六、中和法对正球柱面检测（试题代码：1.2.3；考核时间：5 min）

1. 试题单

（1）场地设备要求

1）镜片箱1套。

2）复性远视散光成镜1副。

3）十字环形标准视标1张。

（2）工作任务。采用中和法对1副复性远视散光成镜的顶焦度进行定性、定量分析和轴位分析。

（3）技能要求

1）中和检测。

2）检测球镜、柱镜焦度及轴位方向。

3）记录镜片处方。

（4）质量指标

1）按照正确步骤进行中和检测。

2）球镜、柱镜焦度及轴位方向误差在规定范围内。

3）准确记录镜片处方。

2. 答题卷

试写出透镜处方。

答：

3. 评分表

同上题。

验光

一、角膜照影检测（试题代码：2.1.2；考核时间：5 min）

1. 试题单

（1）场地设备要求

1）Placido 照灯 1 只。

2）被检测对象 1 人。

（2）工作任务。采用 Placido 照灯检测角膜反光影像。

（3）技能要求

1）准备设备。

2）检测角膜反光影像。

3）观察角膜反光影像。

（4）质量指标

1）选择正确设备进行检测。

2）按照正确步骤进行角膜反光影像检测。

3）正确分析被检者角膜反光影像的情况。

2. 评分表

结果评分表

序号	配分（分）	评分细则描述	规定或标称值	得分（分）
O1	4	分析内容： 1. 未分析角膜反光是否为正常角膜扣 1 分 2. 未分析角膜反光是否为规则散光扣 1 分 3. 未分析角膜反光是否为不规则散光扣 1 分 4. 未分析角膜反光是否为圆锥角膜扣 1 分	分析角膜反光形状不同的情况（椭圆映像为规则散光，同心圆映像为正常角膜，扭曲形映像为不规则散光，梨形为圆锥角膜）	
合计	4			

过程评分表

序号	配分（分）	评分细则描述	考评员评分			得分（分）
			1	2	3	
S1	1	准备过程： 未取出 Placido 照灯扣 1 分				
S2	4	操作流程： 1. 未开启电源扣 2 分 2. 未将 Placido 照灯放置于角膜 3～5 cm 处扣 2 分				
S3	1	工具整理： 结束后未关闭电源扣 1 分				
合计	6					

二、瞳距仪检测远用单侧瞳距（试题代码：2.2.1；考核时间：5 min）

1. 试题单

（1）场地设备要求

1）瞳距仪 1 台。

2）被检测对象 1 人。

（2）工作任务。采用瞳距仪测定被测者远用单侧瞳距。

（3）技能要求

1）校准仪器。

2）放置仪器。

3）检测被检者远用单侧瞳距。

（4）质量指标

1）准确校准仪器。

2）按照正确方式放置仪器进行检测。

3）被检者远用单侧瞳距误差在规定范围内。

2. 答题卷

被测眼远用单侧瞳距。

答：

3. 评分表

结果评分表

序号	配分（分）	评分细则描述	规定或标称值	得分（分）
O1	2	右侧远用瞳距： 1. 右侧远用瞳距误差＞0.5 mm 扣 1 分 2. 右侧远用瞳距误差＞1 mm 扣 2 分	单侧远用瞳距误差值为 0	
O2	2	左侧远用瞳距： 1. 左侧远用瞳距误差＞0.5 mm 扣 1 分 2. 左侧远用瞳距误差＞1 mm 扣 2 分	单侧远用瞳距误差值为 0	
合计	4			

过程评分表

序号	配分（分）	评分细则描述	考评员评分			得分（分）
			1	2	3	
S1	6	校准仪器： 1. 未打开电源扣 1 分 2. 未调整瞳距仪注视距离扣 1 分 3. 未调整瞳距仪单眼开关扣 1 分 4. 未确认被检者观察点扣 1 分 5. 检查者与被检者未在同一高度扣 1 分 6. 检测结束后，未关闭电源扣 1 分				
合计	6					

三、瞳距尺检测远用单侧瞳距（试题代码：2.2.2；考核时间：5 min）

1. 试题单

（1）场地设备要求

1）瞳距尺 1 把。

2）笔电仪 1 个。

3）被检测对象 1 人。

（2）工作任务。采用瞳距尺测定被测者远用单侧瞳距。

（3）技能要求

1）准备仪器。

2）放置仪器。

3）检测被检者远用单侧瞳距。

（4）质量指标

1）选择正确的仪器。

2）按照正确方式放置仪器进行检测。

3）被检者远用单侧瞳距误差在规定范围内。

2. 答题卷

被测眼远用单侧瞳距。

答：

3. 评分表

结果评分表

序号	配分（分）	评分细则描述	规定或标称值	得分（分）
O1	2	右侧远用瞳距： 1. 右侧远用瞳距误差＞0.5 mm 扣 1 分 2. 右侧远用瞳距误差＞1 mm 扣 2 分	单侧远用瞳距误差值为 0	
O2	2	左侧远用瞳距： 1. 左侧远用瞳距误差＞0.5 mm 扣 1 分 2. 左侧远用瞳距误差＞1 mm 扣 2 分	单侧远用瞳距误差值为 0	
合计	4			

过程评分表

序号	配分（分）	评分细则描述	考评员评分			得分（分）
			1	2	3	
S1	6	瞳距尺使用： 1. 检查者未距离被检者 40 cm 扣 1 分 2. 检查者未和被检者在同一高度扣 1 分 3. 当瞳距尺确定零位后，未拿稳瞳距尺导致移动扣 1 分 4. 未让被检者的被检眼注视指定方向扣 1 分 5. 瞳距尺触碰到被检眼的睫毛扣 1 分 6. 检测完后未整理工具扣 1 分				
合计	6					

四、双色视标检测（试题代码：2.3.2；考核时间：5 min）

1. 试题单

（1）场地设备要求

1）综合验光仪 1 台。

2）投影视力表 1 个。

（2）工作任务。采用双色视标法定量被测者球性屈光不正。

（3）技能要求

1）基础调试。

2）置入处方。

3）检测双眼球性焦度。

（4）质量指标

1）综合验光仪基础调试准确。

2）按要求置入处方。

3）投放规定视标。

4）确定被检者双眼达到最佳视力。

2. 评分表

结果评分表

序号	配分（分）	评分细则描述	规定或标称值	得分（分）
O1	4	双色视标检测得出结论： 未初步判定（球镜）远用处方扣 4 分	初步判定远用处方	
合计	4			

过程评分表

序号	配分（分）	评分细则描述	考评员评分			得分（分）
			1	2	3	
S1	6	准备工作： 1. 未打开电源扣 2 分 2. 未将球、轴、柱分别归零及调至 90°扣 2 分 3. 未将集合掣打开扣 2 分				

续表

序号	配分（分）	评分细则描述	考评员评分			得分（分）
			1	2	3	
S2	8	操作流程： 1. 未置入处方扣 2 分 2. 未将被测者双眼取低度雾视状态扣 2 分 3. 未使用双眼红绿视标进行检测扣 2 分 4. 检测时未按照先测右眼再测左眼最后测双眼的顺序扣 2 分				
S3	2	操作结束： 操作结束后未将综合验光仪归零扣 2 分				
合计	16					

五、裂隙片初步判定散光轴向（试题代码：2.3.3；考核时间：5 min）

1. 试题单

（1）场地设备要求

1）试镜架 1 副。

2）视力表 1 张。

3）裂隙片 1 个。

4）客观处方 1 则。

5）试镜箱 1 个。

（2）工作任务。采用裂隙片初步判定散光轴向。

（3）技能要求

1）调整试镜架。

2）置入客观验光的数据。

3）检测轴位方向。

（4）质量指标

1）按照正确方式调整试镜架。

2）按照正确顺序置入客观验光的数据。

3）初步判断轴位方向。

2. 评分表

结果评分表

序号	配分（分）	评分细则描述	规定或标称值	得分（分）
O1	4	记录结果： 1. 0°＜散光轴向误差≤3°扣 1 分 2. 3°＜散光轴向误差≤6°扣 2 分 3. 6°＜散光轴向误差≤10°扣 3 分 4. 散光轴向误差＞10°扣 4 分	散光轴向误差为 0	
合计	4			

过程评分表

序号	配分（分）	评分细则描述	考评员评分 1	2	3	得分（分）
S1	4	准备工作： 1. 未取出试镜架及试镜箱扣 2 分 2. 未准备裂隙片扣 2 分				
S2	8	操作流程： 1. 未置入处方且调试试镜架扣 2 分 2. 未先测右眼再测左眼扣 2 分 3. 未去除柱镜，使视力达到低雾视状态扣 2 分 4. 裂隙片插入试镜架中顺时针（逆时针）旋转，判断轴位方向错误扣 2 分				
S3	4	注意事项： 1. 试镜架插片方式错误（球镜焦度≤4 D，主镜片放置在前表面第一层；球镜焦度＞4 D，主镜片放置在后表面）扣 2 分 2. 操作结束后，未整理试镜架及试镜箱中的插片扣 2 分				
合计	16					

六、裂隙片初步判定散光焦度（试题代码：2.3.4；考核时间：5 min)

1. 试题单

（1）场地设备要求

1）试镜架 1 副。

2）视力表1张。

3）裂隙片1个。

4）客观处方1则。

5）试镜箱1个。

（2）工作任务。采用裂隙片初步判定散光焦度。

（3）技能要求

1）调整试镜架。

2）置入客观验光的数据。

3）检测散光焦度。

（4）质量指标

1）按照正确方式调整试镜架。

2）按照正确顺序置入客观验光的数据。

3）初步判断散光焦度。

2. 评分表

结果评分表

序号	配分（分）	评分细则描述	规定或标称值	得分（分）
O1	4	记录结果： 1. 散光焦度误差＞0.25 D扣1分 2. 散光焦度误差＞0.50 D扣2分 3. 散光焦度误差＞0.75 D扣3分 4. 散光焦度误差＞1.00 D扣4分	散光焦度误差为0	
合计	4			

过程评分表

序号	配分（分）	评分细则描述	考评员评分			得分（分）
			1	2	3	
S1	4	准备工作： 1. 未取出试镜架及试镜箱扣2分 2. 未准备裂隙片扣2分				

续表

序号	配分（分）	评分细则描述	考评员评分			得分（分）
			1	2	3	
S2	8	操作流程： 　1. 未置入处方且调试试镜架扣 2 分 　2. 未去除柱镜，使视力达到低雾视状态扣 2 分 　3. 未将最高清晰度方向的球镜及垂直方向的球镜调至最佳视力扣 2 分 　4. 未将两个球镜值相减得出结论扣 2 分				
S3	4	注意事项： 　1. 试镜架插片方式错误（球镜焦度≤4 D，主镜片放置在前表面第一层；球镜焦度＞4 D，主镜片放置在后表面）扣 2 分 　2. 操作结束后，未整理试镜架及试镜箱中的插片扣 2 分				
合计	16					

七、模拟复性近视散光的检影验光（试题代码：2.4.2；考核时间：10 min）

1. 试题单

（1）场地设备要求

1）检影镜 1 个。

2）模拟眼 1 只。

3）球柱面正透镜模拟镜片 1 片。

4）试镜箱 1 套。

5）暗室。

（2）工作任务。测定 1 片球柱面正透镜模拟的复性近视散光处方。

（3）技能要求

1）校准仪器。

2）放置球柱面正透镜。

3）检测球镜、柱镜焦度及轴位方向。

（4）质量指标

1）准确校准仪器。

2）准确放置球柱面正透镜。

3）球镜、柱镜焦度及轴位方向误差在规定范围内。

2. 答题卷

正透镜模拟的复性近视散光处方。

答：

3. 评分表

同上题。

角膜接触镜的配戴

一、裂隙灯显微镜宽光束直接投照检测（试题代码：3.1.2；考核时间：5 min）

1. 试题单

（1）场地设备要求

1）裂隙灯显微镜1台。

2）被检测对象1人。

（2）工作任务。采用裂隙灯显微镜进行直接投照检测。

（3）技能要求

1）基础调试。

2）进行直接投照检测。

3）观察直接投照的项目、内容。

（4）质量指标

1）基础调试准确。

2）按照正确方式进行直接投照检测。

3）正确分析直接投照法得出的结论。

2. 评分表

结果评分表

序号	配分（分）	评分细则描述	规定或标称值	得分（分）
O1	3	观察内容： 未能正确口述观察内容扣 3 分	宽裂隙可用于观察角膜上皮层、基质层、内皮层的病变，镜片异物和沉淀物，以及镜片松紧度、移动度	
合计	3			

过程评分表

序号	配分（分）	评分细则描述	考评员评分			得分（分）
			1	2	3	
S1	9	基础调试： 1. 未调整裂隙宽度至 1 扣 1 分 2. 未调整投照亮度至中低亮度扣 1 分 3. 未将倍率调整为×10 扣 1 分 4. 未开启裂隙灯电源扣 1 分 5. 未调整目镜和颌托扣 1 分 6. 未调整裂隙倾斜度至 90°扣 1 分 7. 未调整裂隙高度至 10 扣 1 分 8. 未放置 UV 滤镜扣 1 分 9. 未调整投照角度至 30°扣 1 分				
S2	7	直接投照： 1. 未调整光源扣 1 分 2. 光源焦点与显微镜焦点未处在同一平面上扣 1 分 3. 覆加毛面滤光镜扣 1 分 4. 未调整裂隙宽度至宽大扣 1 分 5. 未调整投射光与视线夹角至 30°扣 1 分 6. 未调整放大倍率到中至高倍扣 1 分 7. 未调整投照亮度到中高亮度扣 1 分				
S3	1	清洁与整理： 检查前未洗手、检查完毕后未清洁工作台面并关闭电源扣 1 分				
合计	17					

二、裂隙灯显微镜窄光束直接投照检测（试题代码：3.1.3；考核时间：5 min）

1. 试题单

（1）场地设备要求

1）裂隙灯显微镜1台。

2）被检测对象1人。

（2）工作任务。采用裂隙灯显微镜进行直接投照检测。

（3）技能要求

1）基础调试。

2）进行直接投照检测。

3）观察直接投照的项目、内容。

（4）质量指标

1）基础调试准确。

2）按照正确方式进行直接投照检测。

3）正确分析直接投照法得出的结论。

2. 评分表

结果评分表

序号	配分（分）	评分细则描述	规定或标称值	得分（分）
O1	3	观察内容： 未能正确口述观察内容扣3分	窄裂隙称为光切片，可用于观察角、膜弧度、角膜厚度，以及角膜创伤的深度和异物的位置	
合计	3			

过程评分表

序号	配分（分）	评分细则描述	考评员评分 1	2	3	得分（分）
S1	9	基础调试： 1. 未调整裂隙宽度至1扣1分 2. 未调整投照亮度至中低亮度扣1分				

续表

序号	配分（分）	评分细则描述	考评员评分			得分（分）
			1	2	3	
S1	9	3. 未将倍率调整为×10 扣 1 分 4. 未开启裂隙灯电源扣 1 分 5. 未调整目镜和额托扣 1 分 6. 未调整裂隙倾斜度至 90°扣 1 分 7. 未调整裂隙高度至 10 扣 1 分 8. 未放置 UV 滤镜扣 1 分 9. 未调整投照角度至 30°扣 1 分				
S2	7	直接投照： 1. 未调整光源扣 1 分 2. 光源焦点与显微镜焦点未处在同一平面上扣 1 分 3. 覆加毛面滤光镜扣 1 分 4. 未调整裂隙宽度至窄细扣 1 分 5. 未调整投射光与视线夹角至 30°扣 1 分 6. 未调整放大倍率到中至高倍扣 1 分 7. 未调整投照亮度到中高亮度扣 1 分				
S3	1	清洁与整理： 检查前未洗手、检查完毕后未清洁工作台面并关闭电源扣 1 分				
合计	17					

三、角膜接触镜配后眼部复查（试题代码：3.2.1；考核时间：5 min）

1. 试题单

（1）场地设备要求。裂隙灯显微镜 1 台。

（2）工作任务。采用裂隙灯显微镜进行接触镜配后眼部复查。

（3）技能要求

1）基础调试。

2）进行弥散投照法检测。

3）接触镜配后眼部复查的观察内容。

（4）质量指标

1）基础调试准确。

2）按照正确方式进行弥散投照法检测。

3）正确检查角膜、球结膜、睑结膜并描述相关并发症（口述）。

4）准确确认复查间隔时间。

2. 评分表

结果评分表

序号	配分（分）	评分细则描述	规定或标称值	得分（分）
O1	3	眼部检查诊断分析： 1. 按实际检测状态诊断有误扣 2 分 2. 描述复查时间错误扣 1 分	正确诊断： 角膜（新生血管、角膜水肿） 球结膜（充血、急性结膜炎） 睑结膜（巨乳头性结膜炎） 复查时间为 1 周、1 个月、3 个月，以后每半年复查 1 次	
合计	3			

过程评分表

序号	配分（分）	评分细则描述	考评员评分			得分（分）
			1	2	3	
S1	8	基础调试： 1. 未调整裂隙宽度至 1 扣 1 分 2. 未调整投照亮度至中低亮度扣 1 分 3. 未将倍率调整为 ×10 扣 1 分 4. 未调整目镜和额托扣 1 分 5. 未调整裂隙倾斜度至 90° 扣 1 分 6. 未调整裂隙高度至最高度扣 1 分 7. 未放置 UV 滤镜扣 1 分 8. 未调整投照角度至 30° 扣 1 分				

续表

序号	配分（分）	评分细则描述	考评员评分			得分（分）
			1	2	3	
S2	7	弥散投照： 1. 未调整光源扣 1 分 2. 未覆加毛面滤光镜扣 1 分 3. 未调整裂隙宽度至宽大扣 1 分 4. 未调整投射光与视线夹角至 30°扣 1 分 5. 未调整放大倍率到最低倍扣 1 分 6. 未调整投照亮度到中高度亮度扣 1 分 7. 未调整倾斜角至 90°扣 1 分				
S3	1	检测过程： 未检查角膜、球结膜、睑结膜和泪小点中任一项扣 1 分				
S4	1	清洁： 检查前未洗手、检查完毕后工具未归位并关闭电源扣 1 分				
合计	17					

四、角膜接触镜配后镜片复查（试题代码：3.2.2；考核时间：5 min）

1. 试题单

（1）场地设备要求

1）裂隙灯显微镜 1 台。

2）试用镜片 1 片。

（2）工作任务。采用裂隙灯显微镜进行接触镜配后镜片复查。

（3）技能要求

1）基础调试。

2）进行弥散投照法检测。

3）确认接触镜镜片复查观察内容。

（4）质量指标

1）基础调试准确。

2）按照正确方式进行弥散投照法检测。

3）正确检查镜片沉淀物及破损程度。

4）正确评估继续配戴接触镜可能性。

2. 评分表

结果评分表

序号	配分（分）	评分细则描述	规定或标称值	得分（分）
O1	1	镜片复查观察内容： 未检测镜片上的沉淀物和破损程度扣1分	观察镜片沉淀物和破损情况	
O2	1	镜片复查结果评估： 判断是否适合继续配戴错误扣1分	镜片破损、沉淀物过多不适合继续佩戴	
合计	2			

过程评分表

序号	配分（分）	评分细则描述	考评员评分			得分（分）
			1	2	3	
S1	8	基础调试： 1. 未调整裂隙宽度至1扣1分 2. 未调整投照亮度至中低亮度扣1分 3. 未将倍率调整为×10扣1分 4. 未调整目镜和颏托扣1分 5. 未调整裂隙倾斜度至90°扣1分 6. 未调整裂隙高度至最高扣1分 7. 未放置UV滤镜扣1分 8. 未调整投照角度至30°扣1分				
S2	7	弥散投照： 1. 未调整光源扣1分 2. 未覆加毛面滤光镜扣1分 3. 未调整裂隙宽度全觉大扣1分 4. 未调整投射光与视线夹角至30°扣1分 5. 未调整放大倍率到最低倍扣1分 6. 未调整投照亮度到中高亮度扣1分 7. 未调整倾斜角至90°扣1分				
S3	2	检测过程： 1. 未用专用镊子夹持镜片扣1分 2. 未将镜片前表面朝向裂隙灯光源扣1分				
S4	1	清洁： 检查前未洗手、检查完毕后工具未归位并关闭电源扣1分				
合计	18					

第5部分

理论知识考试模拟试卷及答案

眼镜验光员（四级）理论知识试卷

注 意 事 项

1. 考试时间：90 min。

2. 请首先按要求在试卷的标封处填写您的姓名、准考证号和所在单位的名称。

3. 请仔细阅读各种题目的回答要求，在规定的位置填写您的答案。

4. 不要在试卷上乱写乱画，不要在标封区填写无关的内容。

	一	二	总分
得分			

得分	
评分人	

一、判断题（第1题～第60题。将判断结果填入括号中。正确的填"√"，错误的填"×"。每题0.5分，满分30分）

1. 视神经是由视网膜神经细胞发出的轴突汇聚成束后，穿过巩膜筛板形成的，损伤后不可以再生。 （ ）

2. 视神经乳头炎的临床表现为视力急剧下降，眼底检查可见视神经乳头充血、边界模糊等表现。   （   ）

3. 视神经萎缩的表现为：旁中心视力下降、视野检查有特征性的暗点、视觉电生理检查明显异常。   （   ）

4. 发光过程是连续的波动过程，是连续的光子辐射。   （   ）

5. 被照界面的反光的单位强度，称为 1 朗巴。   （   ）

6. 照度与投照距离平方的倒数负相关。   （   ）

7. 1 cm² 界面反射出的光流量为 1 流明，亮度称 1 尼特。   （   ）

8. 眼的黄斑中心凹与眼的调节近点共轭。   （   ）

9. 眼镜透镜的焦点与眼的调节远点重合。   （   ）

10. 平行光线透射适度的眼镜在调节静态眼的黄斑中心凹聚焦。   （   ）

11. 眼的主线与眼的赤道平面的垂线 X 轴重合时称为原在位。   （   ）

12. 以旋转中心为球心，以远点距离为半径所围成的轨迹称为远点球面。   （   ）

13. 所有的透镜都是两个弧面夹透明介质。   （   ）

14. 光线入射球面透镜的后球心点，称为球面的后顶点。   （   ）

15. 入射球面的曲率半径称后曲率半径。   （   ）

16. 光线取任意斜向入射厚球面透镜时，光线移位后仍取原方向前进。   （   ）

17. 次光轴与主光轴的交点称为光学中心。   （   ）

18. 球面透镜有一个唯一的主焦点。   （   ）

19. 球面透镜右侧的焦距为负值，左侧的焦距为正值。   （   ）

20. 凹透镜的焦度表示透镜对光线有散开力焦量，量值用"—"表示，符号取决于透镜的形态。   （   ）

21. 影响球镜焦力的因素应不包括透镜前后介质的折射率。   （   ）

22. 前曲率半径为 370 mm，后曲率半径为 155 mm，为正透镜。   （   ）

23. 共轭焦点位于球面透镜两侧或一侧。   （   ）

24. 共轭焦点与球面透镜的距离与球面透镜的焦度正相关。   （   ）

25. 物体位于凸透镜第一主焦点上，不能成像。   （   ）

26. 物体位于凹透镜任何位置，像位于物体的同侧，为缩小、倒立的虚像。   （   ）

27. 将 $-5.00\,D$ 球面透镜叠加在被测透镜上，左右移动镜片，镜内标线不随着镜片移动，证实透镜水平向焦力为 $-5.00\,D$。　　　　　　　　　　　　　　　（　　）

28. 用手动焦度计检测成镜镜片，清晰光标所指焦力小的方向是轴位方向。　（　　）

29. 正透镜的镜眼距与有效焦度呈负相关。　　　　　　　　　　　　　　（　　）

30. 注视框架镜片光轴之外目标，注视眼随之调整眼位，凹透镜眼位旋转角度向心。

（　　）

31. 眼镜的相对放大倍率为屈光不正经矫正后，远方物体在其视网膜上形成清晰影像大小与标准的正视眼成像大小的比较。　　　　　　　　　　　　　　　　　（　　）

32. 球柱面镜片前表面两个主子午线面焦度不等，所以放大倍率不等。　　（　　）

33. 焦度表测得折射率为 1.69 的镜片的前折射面光焦度为 $+6.00\,D$，则实际焦度为 $+6.60\,D$。　　　　　　　　　　　　　　　　　　　　　　　　　　　　　（　　）

34. 镜片材料的折射率标称值实为红色光的折射率。　　　　　　　　　　（　　）

35. 纵向色差与阿贝数负相关。　　　　　　　　　　　　　　　　　　　（　　）

36. 纵向色差定量的单位为棱镜度。　　　　　　　　　　　　　　　　　（　　）

37. 增加镜眼距能减少透镜的横向色差，增加透镜的视敏度。　　　　　　（　　）

38. 畸变是一种不同波长的棱镜差异。　　　　　　　　　　　　　　　　（　　）

39. 小孔视力好，证实近视过矫。　　　　　　　　　　　　　　　　　　（　　）

40. 彗差所形成的垂直像与水平像互相分离。　　　　　　　　　　　　　（　　）

41. 光线对切线面与弧矢面的波长不同，因而产生了不同的焦力。　　　　（　　）

42. 垂直于光轴的目标物呈清晰弯曲像，形似碗状，称为场曲。　　　　　（　　）

43. 负透镜中心像至周边像按正放大比率递增，形成枕垫状畸变。　　　　（　　）

44. 在设计制作镜片时，主要考虑克服镜片的球差和彗差。　　　　　　　（　　）

45. 在消除像差的措施中只有控制镜片的折射率具备自由度。　　　　　　（　　）

46. 将透镜的总焦度与从曲面焦度的最佳组合列为方程式，方程式解的轨迹为椭圆。

（　　）

47. Tscherning 椭圆分为上下两枝，上枝为深曲度镜片，下枝为浅曲度镜片。（　　）

48. Tscherning 椭圆所提示的透镜面弯最佳组合方案，可满足视场角 40° 以内保持消像

散效果。　　　　　　　　　　　　　　　　　　　　　　　　　　（　　）

49. 为了兼顾片型美观和消像散，透镜总焦度为 -5.25 D 至 -10.00 D，片形基曲常规设计为 $+3.00$ D。　　　　　　　　　　　　　　　　　　　　　（　　）

50. 不同折射率所适用的 Tscherning 椭圆不同。　　　　　　　　　　　（　　）

51. 近用眼镜所适用的 Tscherning 椭圆与远用眼镜所适用的不同。　　（　　）

52. 非球面设计可以有效地抵消透镜的球差、场曲、彗差和像散。　　　（　　）

53. 为适应角膜前表面的形态，软性角膜接触镜在设计时自中心至周边各弧面曲率半径依次增大。　　　　　　　　　　　　　　　　　　　　　　　　　　（　　）

54. 角膜接触镜前表面应是凹面。　　　　　　　　　　　　　　　　　　（　　）

55. 软性角膜接触镜材料的屈光度主要取决于镜片前表面曲率设计。　　（　　）

56. 软性角膜接触镜镜片的厚度越薄，透氧性能越佳。　　　　　　　　　（　　）

57. 软性角膜接触镜材料的边缘是指镜片内外曲面的几何界区。　　　　（　　）

58. 影响镜片设计的关键因素是边缘设计。　　　　　　　　　　　　　　（　　）

59. 旋转成形工艺生产的软性角膜接触镜后曲面为非球面形，恰能适应人眼角膜的形态，配戴容易成功。　　　　　　　　　　　　　　　　　　　　　　　　（　　）

60. 衡量角膜接触镜配戴的松紧度，应采用下推实验。　　　　　　　　（　　）

得分	
评分人	

二、单项选择题（第 1 题～第 140 题。选择一个正确的答案，将相应的字母填入题内的括号中。每题 0.5 分，满分 70 分）

1. 视细胞分为杆体细胞和（　　）。

　　A. 基地细胞　　　　B. 神经细胞　　　　C. 锥体细胞　　　　D. 表层细胞

2. 瞳孔的（　　）是视近物时瞳孔缩小，同时发生调节和集合反应。

　　A. 色素反射　　　　B. 远反射　　　　C. 光反射　　　　D. 近反射三联运动

3. 视网膜中央静脉栓塞多发生于（　　）。

　　A. 孕妇　　　　B. 少年　　　　C. 儿童　　　　D. 中老年人

4. 视神经是由（　　）神经节细胞的轴突组成，约含神经纤维 50 万～100 万根，长约

40 mm。

  A. 视网膜   B. 眼底   C. 玻璃体   D. 晶状体

5. 视细胞分为杆体细胞和锥体细胞，感强光和色觉的是（ ）

  A. 杆体细胞   B. 锥体细胞   C. 细胞突   D. 锥体细胞和杆体细胞

6. 开角性青光眼的临床表现是（ ）、视野缺陷。

  A. 眼压降低   B. 眼压正常   C. 眼压增高   D. 眼压增高或正常

7. 处理急性闭角性青光眼的主要措施是（ ）、抢救视力。

  A. 降低眼压   B. 降低血压   C. 降低血脂   D. 降低胆固醇

8. 不同波长的电磁波在真空中的传播速度是常数，量值为（ ）。

  A. 3.3×10^8 m/s B. 3.2×10^8 m/s C. 3.1×10^8 m/s D. 3.0×10^8 m/s

9. 光的（ ）呈负相关的关系。

  A. 速度与传播频率   B. 波长与传播频率

  C. 波长与光速   D. 真空光速与介质光速之比

10. 国际烛光向 1 立体角发出的光通量称为 1（ ）。

  A. 坎德拉   B. 流明   C. 勒克斯   D. 朗巴

11. 光投照单位面积的流量称为（ ）。

  A. 光照度   B. 光亮度   C. 光强度   D. 光流量

12. 被照界面的反光强度称为（ ）。

  A. 光照度   B. 光亮度   C. 光强度   D. 光流量

13. 眼的黄斑中心凹与眼的（ ）共轭。

  A. 调节远点   B. 调节近点   C. 回旋点   D. 结点

14. 眼镜透镜的焦点与眼的（ ）重合。

  A. 调节近点   B. 调节远点   C. 回旋点   D. 结点

15. 平行光线透射适度的眼镜在（ ）眼的黄斑中心凹聚焦。

  A. 屈光不正   B. 远视   C. 近视   D. 调节静态

16. 瞳心与黄斑中心凹的连线称为眼的（ ）。

  A. 瞳孔线   B. 视线   C. 固定线   D. 主线

17. 以回旋点为球心，以远点距离为半径所围成的轨迹称为（　　）。

　　A. 远点球面　　　　B. 近点球面　　　　C. 共轭球面　　　　D. 波阵面

18. 两个弧面或一个弧面和一个平面所夹的（　　）称为透镜。

　　A. 玻璃　　　　　　B. 透明介质　　　　C. 树脂　　　　　　D. 水晶

19. 光线入射球面透镜的前（　　）称为球面的前几何中心。

　　A. 交点　　　　　　B. 球心点　　　　　C. 顶点　　　　　　D. 曲率中心

20. 主光轴与入射面的交点称为（　　）。

　　A. 顶点　　　　　　B. 前顶点　　　　　C. 后顶点　　　　　D. 结点

21. 光线取任意斜向透射厚球面透镜时，光线的行进轨迹称为（　　）。

　　A. 次光轴　　　　　B. 主光轴　　　　　C. 主轴　　　　　　D. 次轴

22. 次光轴与主光轴的交点称为（　　）。

　　A. 前顶点　　　　　B. 结点　　　　　　C. 光学中心　　　　D. 后顶点

23. 平行光线经过凸透镜发生聚合折射，会聚光线与主光轴的交点称为（　　）。

　　A. 实焦点　　　　　B. 虚焦点　　　　　C. 光学中心　　　　D. 后顶点

24. 球面透镜的（　　）至主焦点的距离称为焦距。

　　A. 几何中心　　　　B. 前顶点　　　　　C. 光学中心　　　　D. 后顶点

25. 平行光线通过球面透镜后聚焦，焦距若为（　　）m，透镜定量为 1 屈光度，单位为 D。

　　A. 1　　　　　　　　B. 0.1　　　　　　　C. 0.5　　　　　　　D. 10

26. （　　）不会影响球镜的顶焦度。

　　A. 材料的光透比　　　　　　　　　　　B. 前曲率半径

　　C. 后曲率半径　　　　　　　　　　　　D. 厚度

27. 已知：透镜的折射率为 1.523，前曲率半径为 155 mm，后曲率半径为 370 mm，则透镜的焦度为（　　）。

　　A. 1.00 D　　　　　B. 1.50 D　　　　　C. 2.00 D　　　　　D. 2.50 D

28. 发光点向凸透镜移动，共轭焦点（　　）。

　　A. 位置逐步远离透镜　　　　　　　　　B. 位于无限远

　　C. 消失　　　　　　　　　　　　　　　D. 在发光点同侧主光轴上形成虚焦点

29. 1 m 的发光点光线经过＋2.00 D 球面透镜，共轭焦点距球面透镜（　　）m。

    A. 0.5　　　　　　B. 1　　　　　　C. 1.5　　　　　　D. 2

30. 物体位置于凸透镜第一主焦点至 2 倍焦距之间，则（　　）。

    A. 像位于第二焦点至对侧 2 倍焦距之间，为缩小、倒立的实像

    B. 像位于对侧 2 倍焦距上，为等大、倒立的实像

    C. 不能成像

    D. 像位于对侧 2 倍焦距以外，为放大、倒立的实像

31. 物位于凹透镜任何位置，则像位于（　　）。

    A. 第二焦点至对侧 2 倍焦距之间，为缩小、倒立的实像

    B. 对侧 2 倍焦距上，为等大，倒立的实像

    C. 物的同侧，为缩小、正立的虚像

    D. 对侧 2 倍焦距以外，为放大、倒立的实像

32. 圆柱体的几何中心线的平行线称为（　　）。

    A. 轴向　　　　　　B. 焦力向　　　　　　C. 主截面　　　　D. 光学中心向

33. 双面相向弯曲的圆柱透镜称为（　　）。

    A. 双凹圆柱透镜　　　　　　　　B. 平凹圆柱透镜

    C. 平凸圆柱透镜　　　　　　　　D. 凹凸圆柱透镜

34. 与轴平行的光线（　　）。

    A. 融合成实焦线　　　　　　　　B. 不聚焦

    C. 融合成焦点　　　　　　　　　D. 融合成虚焦线

35. －4.50 DS/－1.50 DC×180，是（　　）形式的球面圆柱透镜。

    A. 凸球面透镜与凸圆柱透镜联合

    B. 凸球面透镜与凹圆柱透镜联合

    C. 凹球面透镜与凹圆柱透镜联合

    D. 凹球面透镜与凸圆柱透镜联合

36. 视网膜位于史氏光锥双焦线前方，称为（　　）。

    A. 复性远散　　　B. 单性远散　　　C. 混合散光　　　D. 单性近散

37. −8.00 联合−2.00＝（　　）。

    A. −10.00　　　　B. −6.00　　　　C. −8.00　　　　D. −2.00

38. ＋3.00×180 联合＋6.00×180＝（　　）。

    A. 3.00×180　　B. ＋6.00×180　　C. −3.00×180　　D. ＋9.00×180

39. ＋3.00×180 联合＋6.00×90＝（　　）。

    A. ＋3.00−3.00×90　　　　　　　B. ＋3.00＋3.00×90

    C. −3.00＋3.00×90　　　　　　　D. ＋3.00＋6.00×90

40. ＋200＋3.00×180 联合＋3.00＋2.00×180＝（　　）。

    A. ＋5.00＋5.00×90　　　　　　　B. ＋5.00＋5.00×180

    C. ＋5.00−5.00×180　　　　　　　D. −5.00＋5.00×180

41. ＋3.00＋2.00×180 联合＋1.00＋1.50×90＝（　　）。

    A. ＋5.50＋0.50×90　　　　　　　B. ＋5.50＋0.50×180

    C. ＋5.50−0.50×180　　　　　　　D. −5.50＋0.50×180

42. ＋4.50−1.50×180＝（　　）。

    A. ＋4.50−1.50×90　　　　　　　B. ＋3.00＋1.50×90

    C. ＋4.50＋1.50×180　　　　　　　D. −4.50−1.50×180

43. 在透镜内标线与透镜外标线对齐的情况下，微量转动透镜，若镜内标线斜向移位，并与镜外标线分离，证实透镜（　　）。

    A. 无球镜成分　　　　　　　　　B. 有柱镜成分

    C. 无柱镜成分　　　　　　　　　D. 有球镜成分

44. 用焦度计测得的折射力是（　　）。

    A. 光焦度　　B. 后顶点焦度　　C. 前顶点焦度　　D. 近轴焦度

45. 负透镜的镜眼距增加，因透镜对配戴眼的聚散度减小，对配戴眼所显示的有效镜度（　　）。

    A. 呈正相关　　B. 稳定不变　　C. 增加　　D. 减少

46. 注视框架镜片光轴之外目标受棱镜效应的影响，注视眼随之调整眼位，凸透镜眼位旋转角度（　　）。

A. 离心　　　　　B. 向心　　　　　C. 不变　　　　　D. 不稳定

47. 近视眼戴远用眼镜注视近目标，所用调节低于正视眼，原因是（　　）。

A. 镜片呈月眉状　　　　　　　　B. 镜片有一定厚度

C. 镜片和眼的综合光学中心前移　　D. 镜片具有负焦力

48. 牛顿公式中的物距是指（　　）。

A. 物方焦点至物点的距离

B. 像方焦点至物点的距离

C. 像方焦点至像点的距离

D. 物方焦点至像点的距离

49. 近视眼戴负透镜后，视网膜的影像与未矫正前视网膜像大小比较为（　　）。

A. 放大的倒像　　B. 放大的正像　　C. 缩小的倒像　　D. 缩小的正像

50. 眼镜透镜的总放大倍率用焦性放大率和形式放大率的（　　）来表示。

A. 和值　　　　　B. 乘积　　　　　C. 差值　　　　　D. 比例

51. 屈光不正戴镜矫正后视网膜像大小与（　　）无关。

A. 眼轴　　　　　B. 屈光不正焦度　C. 调节幅度　　　D. 神经传导

52. 散光眼的两个主子午线放大率有差异，大约每 1.00 D 角膜散光有（　　）的影像变形。

A. 0.3%　　　　B. 0.2%　　　　C. 0.1%　　　　D. 0.05%

53. 曲率在几何学中的定义为圆弧的（　　）与其所对应的夹角的比值。

A. 半径　　　　　B. 弧高　　　　　C. 弧长　　　　　D. 弦长

54. 一负透镜的前矢深为 2.4 mm，后矢深为 3.1 mm，周边厚度为 2.8 mm，则中心厚度为（　　）mm。

A. 2.4　　　　　B. 3.5　　　　　C. 2.1　　　　　D. 3.1

55. 两个以上棱镜互相叠合，效果相加，形成一新的棱镜，称为棱镜的（　　）。

A. 复原　　　　　B. 合成　　　　　C. 分解　　　　　D. 叠加

56. R：-8.75/L：-9.50，棱镜需求：底向内 $9^{\triangle}$ 分至双侧眼镜透镜，移心距离 x_1 和 x_2 为（　　）。

A. 0.51 cm，0.47 cm　　　　　　B. -0.51 cm，-0.47 cm

C. 0.51 cm，−0.47 cm D. −0.51 cm，0.47 cm

57. R：+4.75+1.25×90/L：+6.25+1.00×90，棱镜需求：底向内 $7^\triangle$ 分至双侧眼镜透镜，移心距离 x_1 和 x_2 为（ ）。

A. −0.58 cm，0.48 cm B. −0.58 cm，−0.48 cm

C. 0.58 cm，−0.48 cm D. 0.58 cm，0.48 cm

58. 均分棱镜效应是指（ ）。

A. 瞳距测量误差 B. 双眼屈光相近，偏心注视

C. 双眼屈光不同，偏心注视 D. 双瞳高互差

59. 目标光线垂直投射镜片旁中心，由于受镜片棱镜效应的作用，产生（ ）。

A. 回旋角 B. 倾斜角 C. 偏向角 D. 折射角

60. 单色光的波长差异导致（ ）差异从而引发像位的差异，称为色像差。

A. 色亮度 B. 折射率 C. 透光率 D. 色调

61. 纵向色差的定量是分析（ ）色光焦度与红色光焦度的差异。

A. 绿 B. 紫 C. 黄 D. 蓝

62. 平行常光入射球形屈光界面的远轴区，波长不同的单色光产生棱镜效应的差异称为（ ）。

A. 入射偏心距差 B. 横向色差

C. 纵向色差 D. 光轴差

63. 点目标在视网膜上成像弥散圈直径大小称为（ ）。

A. 视敏度 B. 对比度 C. 色散度 D. 阿贝数

64. 单色光自身的像位差异称为（ ）。

A. 入射偏心距差 B. 单色像差

C. 纵向色差 D. 横向色差

65. 裂隙灯光源发出的光线通过（ ），由裂隙选定光束形态。

A. 凹透镜 B. 凸透镜 C. 聚光镜 D. 发散镜

66. 裂隙灯显微镜是眼科检查的精密设备，使用前校对后，每次给病人做检查（ ），以免给诊断检查带来麻烦。

A. 不必重新调整　　　　　　　　　B. 应重新调整

C. 尽量少调整　　　　　　　　　　D. 一直不要调整

67. 裂隙灯显微镜使用前，应能正常、灵活地使用（　　）调整仪器水平及垂直位置。

A. 水平调节钮　　　　　　　　　　B. 操纵杆

C. 电动调节按钮　　　　　　　　　D. 垂直调节钮

68. 弥散光线照明法一般利用（　　），以较低倍率总体观察眼睑、睫毛、结膜、角膜、巩膜、虹膜和瞳孔。

A. 散射光线　　　B. 发散光线　　　C. 平行光线　　　D. 集合光线

69. 用直接投照法检查时，投射与观察夹角为（　　）。

A. 0°～30°　　　B. 30°～50°　　　C. 50°～70°　　　D. 70°～90°

70. 观察硬性角膜接触镜的配适，裂隙灯显微镜最佳的投照方法为（　　）。

A. 直接投照法　　　　　　　　　　B. 滤光式投照法

C. 弥散投照法　　　　　　　　　　D. 背面投照法

71. 睫毛根部有丰富的感觉神经丛，对触觉十分敏感，平均寿命约为（　　）个月。

A. 1～3　　　B. 3～5　　　C. 5～8　　　D. 8～11

72. 正常人睁眼时，上眼睑位置应在上（　　）。

A. 角膜缘　　　　　　　　　　　　B. 角膜缘上 1～2 mm

C. 角膜缘下 1～2 mm　　　　　　　D. 睑裂处

73. 泪腺的分泌受（　　）支配。

A. 交感神经　　　B. 副神经　　　C. 视神经　　　D. 三叉神经

74. 球结膜下有丰富的（　　）。

A. 神经　　　B. 细胞　　　C. 泪液　　　D. 血管

75. 结膜由睑结膜、球结膜和穹隆结膜三部分构成，结膜围成的囊状腔隙称为（　　）。

A. 外眼　　　B. 结膜腔　　　C. 结膜袋　　　D. 结膜囊

76. 角膜上皮细胞的氧供主要来自（　　）。

A. 房水　　　B. 泪膜　　　C. 角膜缘血管网　　　D. 空气

77. 房水由（　　）分泌。

A. 睫状体　　　　B. 睫状突　　　　C. 睫状带　　　　D. 睫状肌房水

78. 虹膜位于（　　）的房水中。

A. 角膜之后巩膜之前　　　　　　B. 角膜之后晶状体之前

C. 角膜与晶状体后面　　　　　　D. 晶状体后玻璃体之前

79. 晶状体无血管，营养来自（　　）。

A. 房水　　　　B. 悬韧带　　　　C. 睫状肌　　　　D. 角膜

80. 溶菌酶等抗菌成分可抑制致病微生物生长，它主要存在于泪液（　　）。

A. 脂质层　　　　B. 水质层　　　　C. 黏液层　　　　D. 蛋白层

81. 泪液脂质层是由睑板腺分泌的，其作用是（　　）。

A. 防止泪液蒸发　　　　　　　　B. 营养角膜表面

C. 使泪液附着角膜表面　　　　　D. 帮助氧代谢

82. 在正常情况下，16 h 内分泌泪液约（　　）mL。

A. 0.3～0.4　　　B. 0.4～0.5　　　C. 0.5～0.6　　　D. 0.6～0.7

83. 泪液酸性改变，可能导致接触镜（　　）。

A. 焦度改变　　　　　　　　　　B. 出现霉菌沉淀物

C. 厚度改变　　　　　　　　　　D. 出现胶冻块沉淀物

84. 泪液分泌量测定时，令被检者向（　　），5 min 后取出试纸。

A. 下方看　　　　B. 上方看　　　　C. 左方看　　　　D. 右方看

85. 角膜的水平直径和垂直直径分别为（　　）。

A. 10.00～11.00 mm 和 10.50～11.00 mm

B. 11.50～12.00 mm 和 10.50～11.00 mm

C. 11.25～12.25 mm 和 10.50～11.00 mm

D. 11.00～12.00 mm 和 11.50～12.00 mm

86. 角膜具有（　　）的屈光力。

A. 40 D　　　　B. 41 D　　　　C. 42 D　　　　D. 43 D

87. 角膜的三种感觉为（　　）。

A. 冷感觉、痛觉和触觉　　　　　B. 热感觉、痛觉和触觉

C. 冷热觉、痛觉和痒觉　　　　　　D. 冷热觉、痛觉和触觉

88. 角膜云翳或白斑产生的主要原因是（　　）受破坏。

    A. 内皮细胞层　　　　　　　　　　B. 角膜前弹力层

    C. 后弹力层　　　　　　　　　　　D. 基质层

89. 自动角膜曲率仪内部包括屈光测定部分、（　　）、瞳孔距离测定部分和自动分析部分。

    A. 虹膜测定部分　　　　　　　　　B. 晶状体测定部分

    C. 房水测定部分　　　　　　　　　D. 角膜曲率测定部分

90. 角膜曲率仪是利用角膜（　　）来测量其曲率半径。

    A. 折射性质　　　B. 反射性质　　　C. 发散性质　　　D. 汇聚性质

91. 角膜接触曲率仪使十字标线位于光圈中央后再次调整（　　），使光圈确切重合。

    A. 焦距　　　　　B. 焦平面　　　　C. 焦线　　　　　D. 焦点

92. 角膜接触曲率仪操作要在（　　）中进行。

    A. 全明　　　　　B. 全暗　　　　　C. 半暗室　　　　D. 任何光线

93. 接触镜眼部禁忌证是指（　　）。

    A. 副鼻窦炎　　　　　　　　　　　B. 眼睑闭合不全

    C. 个人卫生不良　　　　　　　　　D. 严重糖尿病

94. 接触镜全身禁忌证是指（　　）。

    A. 慢性泪囊炎　　　　　　　　　　B. 眼睑闭合不全

    C. 慢性结膜炎　　　　　　　　　　D. 严重糖尿病

95. 接触镜除眼部和全身禁忌证，其他禁忌证是指（　　）。

    A. 副鼻窦炎　　　　　　　　　　　B. 眼睑闭合不全

    C. 个人卫生不良　　　　　　　　　D. 严重糖尿病

96. 年龄小于 8 岁且有眼位偏斜的儿童，睫状肌麻痹验光的首选药物是（　　）。

    A. 1%毛果芸香碱　　　　　　　　　B. 1%阿托品

    C. 托品酰胺　　　　　　　　　　　D. 丁卡因

97. 使用睫状肌麻痹剂后不可能出现的情况是（　　）。

A. 瞳孔对光反射存在   B. 瞳孔对光反射消失

C. 视物模糊   D. 畏光

98. 首选快速散瞳剂的是（   ）。

     A. 8 岁以下的初诊儿童   B. 屈光手术的术前检查

     C. 有眼位偏斜的儿童   D. 怀疑有调节紧张或痉挛者

99. 下列选项中，对睫状肌麻痹检影验光叙述正确是（   ）。

     A. 需要瞳孔缩小后进行小瞳复验

     B. 睫状肌麻痹后因去除调节，检影结果准确，无须小瞳复验

     C. 会损害视力，不能经常使用

     D. 睫状肌麻痹检影验光适合所有人

100. 调检影镜的（   ）可改变光带的方向。

     A. 旋转环   B. 推板   C. 灯泡   D. 窥孔

101. 在检影中两条主子午线上的中和点不同，表明屈光状态为（   ）。

     A. 近视   B. 远视   C. 散光   D. 老光

102. 一致性移动是指带状光投射光和视网膜反光（   ）。

     A. 垂直   B. 水平   C. 顺动   D. 逆动

103. 带状光检影时，如果两个方向都是顺动，（   ）。

     A. 应先中和影动速度慢的   B. 应先中和影动速动快的

     C. 应先中和两者之一任意均可   D. 应视情况而定

104. 对于散光眼来说，当反光变得细亮时可确定（   ）。

     A. 近视度数   B. 远视度数   C. 散光度数   D. 散光轴向

105. 在 67 m 处检影，被检眼为 $+2.00\,DS/-1.25\,DC\times15$，若要判断球镜焦度，则应（   ）。

     A. 将检影镜光带沿 105° 方向移动

     B. 将检影镜光带沿 15° 方向移动

     C. 将检影镜光带在 105° 轴向移动

     D. 以上选项均可以

106. 在 50 m 处检影，如果确定散光轴位为 80°后，检影镜沿 80°移动后，加−3.00 DS 中和，检影镜沿 170°移动后，又加−1.25 DS 中和，则柱镜焦度为（　　）。

　　A. −3.00 DC　　B. −1.75 DC　　C. −1.25 DC　　D. −3.25 DC

107. 在 50 m 处检影，如果确定散光轴位为 45°，检影镜沿 45°移动后，加−1.50 DS 中和，检影镜沿 135°移动后，又加−1.25 DS 中和，则球柱焦度及轴向为（　　）。

　　A. −1.50 DS/−1.25 DC×45　　　　B. −3.50 DS/−1.25 DC×45

　　C. −3.50 DS/−1.50 DC×45　　　　D. −1.25 DS/−1.50 DC×45

108. 检影过程中，中央和周边影动不一致时，应以（　　）为准进行检影。

　　A. 周边影动　　B. 中央影动　　C. 影动速率　　D. 影动亮度

109. 被测眼（　　）时经常出现剪动影。

　　A. 近视　　　　B. 屈光间质混浊　C. 远视　　　　D. 混合散光

110. 检影时出现剪动，则其中的一条子午线应（　　）。

　　A. 在其中一条光带上　　　　　　B. 在两条光带夹角的平分线上

　　C. 不能确定　　　　　　　　　　D. 与其中一条光带垂直

111. 1 m 的工作距离形成（　　）。

　　A. +1.00 D 的远视　　　　　　　B. −1.00 D 的近视

　　C. +2.00 D 的远视　　　　　　　D. −2.00 D 的近视

112. 在 67 m 检影时，15°方向上发现反射光带最细最亮，光带在 15°时加到+2.25 D 影动不动，光带在 105°时加到+3.00 D 时影动不动，则检影结果为（　　）。

　　A. +0.75 DS/+0.75 DC×15　　　B. +1.25 DS/+0.75 DC×15

　　C. +1.25 DS/+0.75 DC×105　　　D. +0.75 DS/+0.75 DC×105

113. 平行光线经过散光眼在视网膜上形成（　　）。

　　A. 一个焦点

　　B. 一条焦线

　　C. 两条焦线

　　D. 两条焦线，在两条焦线间为一系列椭圆形光学切面

114. 强主子午线位于垂直方向的散光是（　　）。

A. 不规则散光　　B. 斜规散光　　　C. 逆规散光　　　D. 顺规散光

115. 单纯性近视散光为−1.00×180的患眼，看散光表时，感觉（　　）方向上的线清晰。

A. 水平　　　　　B. 30°　　　　　　C. 垂直　　　　　D. 视屈光性质而定

116. 散光盘大致可判定散光（　　）。

A. 精确轴位　　　B. 精确度数　　　C. 性质　　　　　D. 轴位

117. 如患者感觉2—8点标线最清晰，可以初步判定散光轴向为（　　）。

A. 30°　　　　　B. 45°　　　　　　C. 60°　　　　　D. 75°

118. 患者14岁，双眼视力为0.2，针孔镜视力为1.0，用负镜镜片插片只能矫正到0.7，下一步应检查的项目为（　　）。

A. 红绿平衡　　　　　　　　　B. 散光盘

C. 远交叉视标检测　　　　　　D. 远雾视

119. 看到散光盘3—9点标线清晰，证明入眼光线（　　）焦线更接近视网膜。

A. 垂直　　　　　B. 水平　　　　　C. 30°轴　　　　D. 视屈光性质而定

120. 散光盘所验的散光度数并非精确结果，应用（　　）精调。

A. 裂隙片法　　　B. 交叉柱镜　　　C. 远交叉视标　　D. 红绿试验

121. 用裂隙片测散光时，必须先加（　　），寻找清晰位。

A. 正柱镜　　　　B. 负柱镜　　　　C. 正球镜　　　　D. 负球镜

122. 裂隙片从0°～180°旋转一周后，清晰位置在90°时，则可判断（　　）。

A. 散光的轴位在90°　　　　　B. 散光的轴位在180°

C. 散光的轴位在90°或180°　　D. 以上都不对

123. 使用裂隙片时，清晰位球镜的确定标准为（　　）。

A. 0.2　　　　　B. 0.3　　　　　　C. 0.5　　　　　D. 0.8

124. 当裂隙片放置180°时，被检眼需要+1.00 D球镜来矫正清晰，裂隙片放置90°时，需要−1.00 D来矫正清晰，则该被检眼的屈光度为（　　）。

A. +1.00 DS/−1.00 DC×90　　　B. +1.00 DS/−1.00 DC×180

C. +1.00 DS/−2.00 DC×90　　　D. +1.00 DS/−2.00 DC×180

125. 综合验光仪上的交叉柱镜是（　　）。

　　　　A. ±1.00 D　　　B. ±0.75 D　　　C. ±0.50 D　　　D. ±0.25 D

126. 交叉柱镜的负轴位可显示（　　　）。

　　　　A. 最大负焦力　　　　　　　　B. 最小负焦力

　　　　C. 最大正焦力　　　　　　　　D. 最小正焦力

127. 交叉柱镜检查时通常使用（　　　）。

　　　　A. 斑点视标　　　B. 红绿视标　　　C. 远交叉视标　　　D. 0.5 视标

128. 交叉柱镜检查应在（　　　）检查后进行。

　　　　A. 远雾视　　　　　　　　　　B. 第一次红绿试验

　　　　C. 第二次红绿试验　　　　　　D. 检影

129. 当翻转交叉柱镜手轮与柱镜试片的轴线对齐，翻转两面后，如果被检者感觉两面清晰度相同，证明（　　　）。

　　　　A. 柱镜试片轴向有误　　　　　B. 柱镜试片轴向正确

　　　　C. 最小弥散圈落在视网膜前　　D. 最小弥散圈落在视网膜后

130. 如被检者在使用交叉柱镜前的矫正视力低于 0.5，可考虑使用（　　　）的交叉柱镜。

　　　　A. ±0.25 D　　　B. ±0.50 D　　　C. ±0.75 D　　　D. ±1.00 D

131. 综合验光仪确定柱镜试片轴位时，如果柱镜试片大于 1.00，则每次柱镜轴位调整量为（　　　）。

　　　　A. 5°　　　　　　B. 10°　　　　　C. 15°　　　　　D. 20°

132. 如果柱镜试片的度数和被检眼的散光度数不相同，则翻转两面（　　　）。

　　　　A. 清晰度相同

　　　　B. 清晰度不同

　　　　C. 清晰度不能确定，视被检眼散光度数而定

　　　　D. 清晰度不能确定，视交叉柱镜的度数而定

133. 使用综合验光仪时，如果交叉柱镜的负轴与柱镜试片的轴向一致，被检眼感到清晰，说明原柱镜试片屈光度（　　　）。

　　　　A. 适量　　　　　　　　　　　B. 过矫大于 −0.25 D

　　　　C. 欠矫大于 −0.25 D　　　　　D. 欠矫 −0.25 D

134. 使用综合验光仪时，如果交叉柱镜的负轴与负柱镜轴向一致，被检查者感觉清晰，则（   ）。

    A. 证实原柱镜试片欠矫

    B. 证实原柱镜试片过矫

    C. 应加 +0.25 DC，直到两面一样清晰

    D. 应加 +0.50 DC，直到两面一样清晰

135. 当柱镜减少 0.50 D 时，球镜需（   ）。

    A. 减少 0.50   B. 减少 0.25   C. 增加 0.50   D. 增加 0.25

136. 使用综合验光仪时，患者为 -1.00 DS$/-1.00$ DC$\times180$，进行交叉柱镜测试后，柱镜欠矫应加 0.50，则通过调整后，综合验光仪上显示为（   ）。

    A. -0.75 DS$/-1.50$ DC$\times180$ B. -1.25 DS$/-1.50$ DC$\times180$

    C. -1.00 DS$/-1.50$ DC$\times180$ D. -0.75 DS$/-1.50$ DC$\times90$

137. 调整焦度过矫 0.25 的柱镜试片调整，应先（   ）。

    A. 减 -0.25 DC   B. 减 -0.25 DS

    C. 加 $+0.12$ DS   D. 加 $+0.25$ DS

138. 如果 -4.75 DS$/-1.25$ DC$\times180$，柱镜欠矫等于 -0.25 D，应先调整为（   ）。

    A. -4.63 DS$/-1.25$ DC$\times180$ B. -4.75 DS$/-1.00$ DC$\times180$

    C. -4.75 DS$/-1.00$ DC$\times90$ D. -4.63 DS$/-1.25$ DC$\times90$

139. 先天性青光眼、先天性白内障、先天性眼睑下垂的屈光参差都属于（   ）因素。

    A. 发育性   B. 遗传性   C. 发育不良   D. 获得性

140. 球面镜片视觉像移产生逆动现象，该镜片为（   ）。

    A. 正镜片   B. 负镜片   C. 棱镜片   D. 柱镜片

眼镜验光员（四级）理论知识试卷答案

一、判断题（第 1 题～第 60 题。将判断结果填入括号中。正确的填"√"，错误的填"×"。每题 0.5 分，满分 30 分）

1. √	2. √	3. √	4. ×	5. √	6. ×	7. ×	8. ×	9. √
10. √	11. ×	12. √	13. ×	14. ×	15. ×	16. √	17. √	18. ×
19. ×	20. ×	21. √	22. ×	23. √	24. √	25. √	26. √	27. √
28. ×	29. ×	30. √	31. √	32. √	33. ×	34. ×	35. √	36. √
37. ×	38. ×	39. ×	40. √	41. ×	42. √	43. √	44. √	45. ×
46. √	47. √	48. ×	49. √	50. √	51. √	52. √	53. √	54. ×
55. √	56. √	57. √	58. ×	59. √	60. ×			

二、单项选择题（第 1 题～第 140 题。选择一个正确的答案，将相应的字母填入题内的括号中。每题 0.5 分，满分 70 分）

1. C	2. D	3. D	4. A	5. B	6. D	7. A	8. D	9. B
10. A	11. A	12. B	13. A	14. B	15. D	16. D	17. A	18. B
19. B	20. B	21. A	22. C	23. A	24. C	25. A	26. A	27. C
28. A	29. B	30. D	31. C	32. A	33. C	34. B	35. C	36. A
37. A	38. D	39. B	40. B	41. B	42. B	43. C	44. B	45. D
46. A	47. C	48. A	49. C	50. B	51. C	52. A	53. C	54. C
55. B	56. B	57. D	58. B	59. C	60. B	61. B	62. B	63. A
64. B	65. C	66. B	67. B	68. D	69. B	70. B	71. B	72. C
73. D	74. D	75. D	76. C	77. A	78. B	79. A	80. B	81. A
82. C	83. D	84. B	85. B	86. D	87. D	88. B	89. D	90. B
91. D	92. C	93. B	94. D	95. C	96. B	97. A	98. B	99. A
100. A	101. C	102. B	103. A	104. D	105. A	106. C	107. B	108. B
109. B	110. B	111. B	112. A	113. D	114. D	115. C	116. D	117. C

118. C 119. B 120. B 121. C 122. C 123. C 124. D 125. D 126. C
127. A 128. B 129. B 130. B 131. A 132. B 133. A 134. A 135. D
136. A 137. A 138. A 139. B 140. A

第6部分

操作技能考核模拟试卷

注 意 事 项

1. 考生根据操作技能考核通知单中所列的试题做好考核准备。

2. 请考生仔细阅读试题单中具体考核内容和要求，并按要求完成操作或进行笔答或口答，如果有笔答请考生在答题卷上完成。

3. 操作技能考核时要遵守考场纪律，服从考场管理人员指挥，以保证考核安全顺利进行。

注：操作技能鉴定试题评分表及答案是考评员对考生考核过程及考核结果的评分记录表，也是评分依据。

国家职业资格鉴定

眼镜验光员（四级）操作技能考核通知单

姓名：

准考证号：

考核日期：

试题 1

试题代码：1.1.1。

试题名称：手动焦度计检测复性近视散光眼镜。

考核时间：5 min。

配分：20 分。

试题 2

试题代码：2.1.1。

试题名称：角膜染色检测。

考核时间：5 min。

配分：10 分。

试题 3

试题代码：2.3.1。

试题名称：散光盘视标检测。

考核时间：5 min。

配分：20 分。

试题 4

试题代码：2.4.1。

试题名称：模拟复性远视散光的检影验光。

考核时间：10 min。

配分：30 分。

试题 5

试题代码：3.1.1。

试题名称：裂隙灯显微镜弥散投照检测。

考核时间：5 min。

配分：20 分。

眼镜验光员（四级）操作技能鉴定

试 题 单

试题代码：1.1.1。

试题名称：手动焦度计检测复性近视散光眼镜。

考核时间：5 min。

1. 场地设备要求

（1）调焦式焦度计 1 台。

（2）复性近视散光成镜 1 副。

2. 工作任务

测定 1 副复性近视散光成镜的后顶点焦度处方。

3. 技能要求

（1）校准仪器。

（2）固定镜片。

（3）检测球镜、柱镜、轴位。

4. 质量指标

（1）准确校准仪器。

（2）准确固定镜片。

（3）球镜、柱镜焦度及轴位方向误差值在规定范围内。

眼镜验光员（四级）操作技能鉴定

答　题　卷

试题代码：1.1.1。

试题名称：手动焦度计检测复性近视散光眼镜。

考生姓名：　　　　　　　　准考证号：

考核时间：5 min。

复性近视散光成镜的后顶点焦度处方。

答：

眼镜验光员（四级）操作技能鉴定

试题评分表

考生姓名：　　　　　　　　　　准考证号：

结果评分表

序号	配分（分）	评分细则描述	规定或标称值	得分（分）
O1	4	双眼球镜焦度精度： 1. 误差＞0.25 D 扣 1 分 2. 误差＞0.50 D 扣 2 分 3. 误差＞0.75 D 扣 3 分 4. 误差＞1.00 D 扣 4 分	球镜焦度误差值在规定范围内	
O2	4	双眼柱镜焦度精度： 1. 误差＞0.25 D 扣 1 分 2. 误差＞0.50 D 扣 2 分 3. 误差＞0.75 D 扣 3 分 4. 误差＞1.00 D 扣 4 分	柱镜焦度误差值在规定范围内	
O3	4	右眼轴位： 1. 0°＜误差≤5°扣 1 分 2. 5°＜误差≤10°扣 2 分 3. 10°＜误差≤15°扣 3 分 4. 误差＞15°扣 4 分	右眼轴位无误差	
O4	4	左眼轴位： 1. 0°＜误差≤5°扣 1 分 2. 5°＜误差≤10°扣 2 分 3. 10°＜误差≤15°扣 3 分 4. 误差＞15°扣 4 分	左眼轴位无误差	
合计	16			

过程评分表

序号	配分（分）	评分细则描述	考评员评分			得分（分）
			1	2	3	
S1	2	校准仪器： 1. 未开启电源扣 1 分 2. 未能按照先测右眼再测左眼的顺序扣 1 分				
S2	2	固定镜片： 1. 未放下固定压板扣 1 分 2. 未将镜面凹面朝下使镜片与挡板成互相垂直扣 1 分				
合计	4					

眼镜验光员（四级）操作技能鉴定

试　题　单

试题代码：2.1.1。

试题名称：角膜染色检测。

考核时间：5 min。

1. 场地设备要求

(1) 荧光素钠试纸 1 条。

(2) 被检测对象 1 人。

(3) 润眼液 1 瓶。

(4) 带钴蓝光聚光手电筒 1 只。

2. 工作任务

采用荧光素钠试纸进行角膜染色。

3. 技能要求

(1) 准备设备。

(2) 检测角膜染色。

(3) 观察染色情况。

4. 质量指标

(1) 选择正确设备进行检测。

(2) 按照正确步骤进行角膜染色检测。

(3) 正确分析染色情况。

眼镜验光员（四级）操作技能鉴定

试题评分表

考生姓名：　　　　　　　　　　准考证号：

结果评分表

序号	配分（分）	评分细则描述	规定或标称值	得分（分）
O1	2	分析内容： 未分析被检者角膜是否破损扣 2 分	观察染色情况然后进行分析 （分析内容：角膜表面是否破损）	
合计	2			

过程评分表

序号	配分（分）	评分细则描述	考评员评分			得分（分）
			1	2	3	
S1	1	准备过程： 未取出润眼液和荧光素钠试纸扣 1 分				
S2	6	操作流程： 1. 未用润眼液溶解荧光素钠试纸扣 2 分 2. 未将溶解液涂入被检眼扣 2 分 3. 未用手电筒检查染色情况扣 2 分				
S3	1	工具整理： 结束后未清理已用荧光素钠试纸扣 1 分				
合计	8					

眼镜验光员（四级）操作技能鉴定

试　题　单

试题代码：2.3.1。

试题名称：散光盘视标检测。

考核时间：5 min。

1. 场地设备要求

（1）综合验光仪1台。

（2）投影视力表1只。

2. 工作任务

检测被检者双眼近视或远视、散光度数及轴位方向。

3. 技能要求

（1）基础调试。

（2）置入处方。

（3）检测双眼散光度数。

4. 质量指标

（1）综合验光仪基础调试准确。

（2）按要求置入处方。

（3）投放规定视力表。

（4）确定双眼近视或远视、散光度数及轴位方向。

眼镜验光员（四级）操作技能鉴定

试题评分表

考生姓名： 准考证号：

结果评分表

序号	配分（分）	评分细则描述	规定或标称值	得分（分）
O1	4	散光盘检测得出结论： 1. 未初步判定散光焦度值扣 2 分 2. 未初步判定散光轴向值扣 2 分	初步判定远用散光焦度及轴向	
合计	4			

过程评分表

序号	配分（分）	评分细则描述	考评员评分			得分（分）
			1	2	3	
S1	8	准备工作： 1. 未打开电源扣 2 分 2. 未将球、轴、柱分别归零及调至 90°扣 2 分 3. 未将集合掣打开扣 2 分 4. 未调整水平方向扣 2 分				
S2	6	操作流程： 1. 未按正确顺序置入处方扣 2 分 2. 未将被测者双眼取低度雾视状态扣 2 分 3. 未使用散光盘视标进行检测扣 2 分				
S3	2	操作结束： 操作结束后未将综合验光仪归零扣 2 分				
合计	16					

眼镜验光员（四级）操作技能鉴定

试 题 单

试题代码：2.4.1。

试题名称：模拟复性远视散光的检影验光。

考核时间：10 min。

1. 场地设备要求

(1) 检影镜 1 个。

(2) 模拟眼 1 只。

(3) 球柱面负透镜模拟镜片 1 片。

(4) 试镜箱 1 套。

(5) 暗室。

2. 工作任务

测定 1 片球柱面负透镜模拟的复性远视散光处方。

3. 技能要求

(1) 校准仪器。

(2) 放置球柱面负透镜。

(3) 检测球镜、柱镜焦度及轴位方向。

4. 质量指标

(1) 准确校准仪器。

(2) 准确放置球柱面负透镜。

(3) 球镜、柱镜焦度及轴位方向误差值在规定范围内。

眼镜验光员（四级）操作技能鉴定

答 题 卷

试题代码：2.4.1。

试题名称：模拟复性远视散光的检影验光。

考生姓名： 准考证号：

考核时间：10 min。

负透镜模拟的复性远视散光处方。

答：

眼镜验光员（四级）操作技能鉴定

试题评分表

考生姓名：　　　　　　　　准考证号：

结果评分表

序号	配分（分）	评分细则描述	规定或标称值	得分（分）
O1	6	球镜焦度： 1. 误差＞0.25 D 扣1分 2. 误差＞0.50 D 扣2分 3. 误差＞0.75 D 扣4分 4. 误差＞1.00 D 扣6分	球镜焦度误差值为0	
O2	6	柱镜焦度： 1. 误差＞0.25 D 扣1分 2. 误差＞0.50 D 扣2分 3. 误差＞0.75 D 扣4分 4. 误差＞1.00 D 扣6分	柱镜焦度误差值为0	
O3	6	轴向精度： 1. 0°＜误差≤5°扣1分。 2. 5°＜误差≤10°扣2分 3. 10°＜误差≤15°扣4分 4. 误差＞15°扣6分	轴向精度误差值为0	
O4	2	书写规范： 球柱镜焦度符号未统一扣2分	球柱镜符号统一	
合计	20			

过程评分表

序号	配分（分）	评分细则描述	考评员评分 1	考评员评分 2	考评员评分 3	得分（分）
S1	3	准备工作： 1. 未开启检影镜电源扣1分 2. 未将模拟眼调至中瞳孔扣1分 3. 未将模拟眼后方刻度调至0 mm刻度处扣1分				

续表

序号	配分（分）	评分细则描述	考评员评分			得分（分）
			1	2	3	
S2	4	检影过程： 1. 检影过程中双眼未同时张开扣 1 分 2. 检查过程中检查者未与模拟眼保持同一高度扣 1 分 3. 未选择正确角度避开普肯野亮点扣 2 分				
S3	3	整理清洁： 1. 检影检测完成后未关闭电源扣 1 分 2. 检影检测完成后未将检影镜归位扣 1 分 3. 检影检测完成后未将试镜箱中镜片归位扣 1 分				
合计	10					

眼镜验光员（四级）操作技能鉴定

试　题　单

试题代码：3.1.1。

试题名称：裂隙灯显微镜弥散投照检测。

考核时间：5 min。

1. 场地设备要求

（1）裂隙灯显微镜1台。

（2）被检测对象1人。

2. 工作任务

采用裂隙灯显微镜进行弥散投照检测。

3. 技能要求

（1）基础调试。

（2）进行弥散投照法检测。

（3）观察弥散投照的项目、内容。

4. 质量指标

（1）基础调试准确。

（2）按照正确方式进行弥散投照法检测。

（3）正确分析弥散投照法得出的结论。

眼镜验光员（四级）操作技能鉴定

试题评分表

考生姓名：   准考证号：

结果评分表

序号	配分（分）	评分细则描述	规定或标称值	得分（分）
O1	3	观察内容： 未能正确口述观察内容扣 3 分	接触镜的配适评估；配前、配后的眼部检查；接触镜的镜片检查	
合计	3			

过程评分表

序号	配分（分）	评分细则描述	考评员评分			得分（分）
			1	2	3	
S1	9	基础调试： 1. 未调整裂隙宽度至 1 扣 1 分 2. 未调整投照亮度至中低亮度扣 1 分 3. 未将倍率调整为×10 扣 1 分 4. 未开启裂隙灯电源扣 1 分 5. 未调整目镜和额托扣 1 分 6. 未调整裂隙倾斜度至 90°扣 1 分 7. 未调整裂隙高度至最高扣 1 分 8. 未放置 UV 滤镜扣 1 分 9. 未调整投照角度至 30°扣 1 分				
S2	7	弥散投照： 1. 未调整光源扣 1 分 2. 未覆加毛面滤光镜扣 1 分 3. 未调整裂隙宽度至宽大扣 1 分 4. 未调整投射光与视线夹角至 30°扣 1 分 5. 未调整放大倍率至最低倍扣 1 分 6. 未调整投照亮度到中高亮度扣 1 分 7. 未调整倾斜角至 90°扣 1 分				
S3	1	清洁与整理： 检查完毕后未关闭电源、检查完毕后未清洁工作台面扣 1 分				
合计	17					